Voir page 164

VAINCRE LA DOULEUR

Dr Alain SERRIE

VAINCRE LA DOULEUR

La souffrance n'est pas toujours une fatalité

Michel LAFON

NOTE DE L'AUTEUR

Dans le respect du secret médical, les noms et prénoms des patients rencontrés au cours de mes consultations ou de mes missions ont évidemment été modifiés.

7-13, boulevard Paul-Émile-Victor - Île de la Jatte
92521 Neuilly-sur-Seine Cedex

www.michel-lafon.com

À Lise, Nicolas et François.

« Personne ne sait combien de temps
peut durer une seconde de souffrance.
Elle peut durer un purgatoire ou toute l'éternité. »

Graham GREENE, *La Puissance et la gloire.*

AVANT-PROPOS

Longtemps la douleur a été occultée par la médecine. À tel point que les praticiens avaient fini par l'oublier. Or, la médecine consiste aussi à soulager les souffrances. Et pourtant, même convalescent, le patient reste un souffrant... Comme si la douleur devenait la survivance ou la continuation « normale » de la maladie.

Tout au long de ma carrière, je me suis aperçu que la question de la douleur était constamment sous-évaluée, voire totalement mise de côté. D'abord anesthésiste-réanimateur, puis urgentiste du Samu, plus tard directeur du service de médecine de la douleur et de médecine palliative de l'hôpital Lariboisière, à Paris, enfin fondateur de l'association humanitaire Douleurs sans frontières, je me suis toujours confronté à cette souffrance, pour la prendre en charge, l'atténuer souvent, la vaincre parfois. Dans les services hospitaliers parisiens comme sur les terrains des catastrophes et des guerres, dans les dispensaires-hôpitaux du Mozambique, de l'Angola, de l'Arménie, du Cambodge ou d'ailleurs, j'ai pu constater combien ce tourment était méconnu, comme s'il existait deux univers séparés et étanches : celui de la douleur et celui de la non-douleur.

On ignore la douleur non seulement parce qu'elle est

difficilement évaluable, mais également parce qu'elle dérange. Pourquoi ce malaise généralement non avoué ? Parce que la douleur remet en question pratiques, habitudes et principes liés à l'exercice de la médecine.

On soigne pourtant de mieux en mieux, avec une médecine, en Occident – et en France notamment –, à la pointe des connaissances et de la technologie. Mais on en oublie son corollaire : la souffrance. Dans le milieu médical, on finit par ne plus y faire attention. Même au cours de la formation des médecins.

La douleur reste par bien des aspects une inconnue, un phénomène mystérieux que l'on n'arrive pas totalement à expliquer, même si de nombreux progrès ont été effectués au cours des dernières années pour comprendre son mécanisme et y faire face.

C'est vrai, des améliorations ont été portées pour combattre une situation déplorable. Mais on partait de si loin ! Comment ne pas être révolté lorsque l'on sait qu'en 1990 encore, un nouveau-né subissait une intervention chirurgicale sans bénéficier du secours des antalgiques majeurs qui auraient pu l'apaiser ?

Dans les années quatre-vingt-dix, la douleur se présentait, médicalement, comme le parent pauvre de toute thérapie. Un premier plan triennal a été mis en place de 1998 à 2001 pour sensibiliser à ce problème les pouvoirs publics et le corps médical. Il s'agissait essentiellement de reconnaître la douleur chronique et d'instaurer des structures de diagnostic. Bernard Kouchner, à l'époque où il était ministre délégué à la Santé, a lancé son deuxième plan, prolongé par son successeur Philippe Douste-Blazy, puis – mené par Xavier Bertrand – est apparu un troisième plan, qui est en cours. Cette fois, on s'intéressait principalement aux douleurs postopératoires et à celles des plus vulnérables, enfants, sujets âgés, non-communicants et handicapés. En même temps, l'accent était mis sur la formation des futurs médecins dans ce domaine. Des modules d'enseignement, entre douze et trente heures, se trouvaient introduits dans les études, ce qui a constitué une réelle avancée, même si elle se révèle encore insuffisante.

Il y a encore beaucoup de progrès à faire, en effet, car la douleur nous concerne tous. Nous y avons tous été confrontés ou y serons confrontés un jour ou l'autre, directement ou indirectement, par le spectacle d'un tiers qui souffre, un proche, un parent... La douleur est une donnée universelle, un mal que tous les peuples ont malheureusement en partage.

98 % des Français ont, d'une manière ou d'une autre, subi une souffrance au cours des deux années écoulées. Et le plus surprenant est que ce mal n'est pas toujours provoqué par des accidents ou des maladies, il est parfois déclenché par des gestes médicaux ! Il n'y a toujours pratiquement aucune prévention de la douleur suscitée par les pansements d'escarres, une ponction de moelle osseuse ou des séances de kinésithérapie...

Les douleurs chroniques sévères, celles qui évoluent depuis plus de trois à six mois, touchent entre 11 et 30 % de la population générale. Autant dire qu'il s'agit d'un problème quotidien pour beaucoup d'entre nous.

En Europe, parce que bien identifiée par rapport à celle qui sévit dans les pays émergents, la douleur chronique est une des problématiques de santé publique parmi les plus préoccupantes. Une première étude européenne sur ce sujet (*Pain in Europe*) a été réalisée en 2003 auprès de quarante-six mille personnes dans seize pays occidentaux, dont la France, la Belgique et la Suisse. Les résultats de cette enquête démontrent que la douleur est une maladie à part entière pour soixante-quinze millions d'individus.

Les pays les plus concernés sont la Norvège, la Pologne, l'Italie et la Belgique (entre 23 et 30 %), alors que pour l'Irlande, la Grande-Bretagne et l'Espagne les pourcentages sont plus bas (entre 11 et 13 %). En France, il y aurait sept millions de personnes présentant des douleurs chroniques, 15 % de la population. Pour l'ensemble des pays européens, 54 % de ces souffrants ont entre trente et un et soixante ans. Les plus de soixante ans représentent 28 %. Les femmes sont les plus nombreuses, et représentent 56 % de la population souffrante.

En ce qui concerne les douleurs déclenchées par les gestes médicaux, nous avons, à notre mesure, réalisé une enquête ponctuelle à l'hôpital Lariboisière : la moitié des patients hospitalisés plus de deux jours n'éprouvaient aucune douleur lors de leur admission. Or, la moitié de ces patients « sans douleur » se sont mis à souffrir au cours de leur séjour. C'est nous, les médecins, qui avions provoqué ces douleurs ! Il m'apparaît donc scandaleux de ne pas tout tenter pour les éviter.

Quand on parle d'épidémiologie en matière de douleurs, c'est-à-dire de conditions dans lesquelles ces phénomènes se développent, il y a plusieurs paramètres à considérer. Tout d'abord, et c'est bien logique, la survenue de douleurs chroniques est plus fréquente chez les personnes âgées que chez les jeunes. D'autre part, l'espérance de vie à la naissance ne cesse d'augmenter dans les pays occidentaux. Par exemple le grand âge, celui des seniors de quatre-vingt-cinq ans et plus, devrait exploser dans l'avenir. De moins de neuf cent mille en 1990, il devrait dépasser les deux millions en 2020.

Dès lors, on comprend que la survenue de pathologies rhumatologiques ou cancéreuses est à prévoir en plus grand nombre. Nos compatriotes qui vivaient pendant l'ère napoléonienne, et dont l'espérance de vie était aux alentours de quarante-cinq ans, ne connaissaient pratiquement pas les rhumatismes, et les cancers étaient rares. Les hommes avaient plus de probabilité de mourir de façon brutale sur un champ de bataille que dans leur lit ! Et l'absence de traitement menait à des issues rapides, sans laisser le temps aux douleurs chroniques de s'installer.

*

* *

Ce livre est parti d'un constat : la sous-évaluation, voire l'indifférence du monde médical et des services publics à l'égard de la douleur. Il n'est malheureusement pas possible d'imaginer un monde sans souffrance. Mais je rêve d'un monde avec moins de souffrance, un monde où la médecine tiendrait enfin pleinement compte de cet impératif : soulager ceux qui souffrent.

Pourtant, quand on exerce la médecine, on est souvent impuissant devant la souffrance des autres. Quoi de plus contradictoire pour un praticien ? Quoi de plus terrible que de garder la pleine conscience de ne pas assez s'attaquer à la douleur, trop souvent jugée comme mal *nécessaire* ?

Car prendre en compte la douleur, mieux la comprendre, sert aussi à mieux appréhender l'homme. À le respecter. À l'aider à effectuer un bout de chemin dans le bien-être. Dans le détachement, y compris celui de la maladie. Face à celle-ci, la douleur amène à un renoncement qui empêche de lutter, d'aller de l'avant. Or, un médecin se doit d'accompagner le patient vers la voie de la libération, au-delà de la souffrance.

Je souhaite donc éclairer le lecteur sur le phénomène de la douleur. Sur la nécessité, aussi, de sortir de la vieille problématique souffrance-rédemption. Ce livre est le fruit de vingt ans de pratique de la médecine mais aussi d'expériences humanitaires.

Ces expériences, très riches sur le plan professionnel mais surtout sur le plan humain, m'ont éclairé sur mon propre parcours. Elles ont donné un sens nouveau à ma vie. Elles m'ont permis, avec d'autres, de fonder une nouvelle éthique. Sans doute parce que la douleur est révélatrice de l'âme de l'homme, elle est révélatrice de son désarroi, de son angoisse au sens pascalien du terme devant l'infini de l'univers et l'absurdité de la mort. Par cette approche de la douleur, je crois que l'on touche la corde sensible de l'homme : au-delà de ce qu'il ressent dans sa chair, une sorte de fragilité, une mise à nu. Prendre en compte la douleur, c'est aussi rendre aux êtres leur dignité et leur condition d'humains.

La lutte contre la douleur est un combat et une nouvelle pratique de la médecine. Une dimension inédite de la relation du médecin au patient. Un renouvellement de la science de la vie et de la santé.

Cet ouvrage veut démontrer comment on peut accompagner les hommes et les femmes qui subissent parfois dans leur corps et, partant, dans leur esprit de véritables tortures. Il montre également que, dans bien des cas, on peut résoudre, neutraliser, atténuer ou pour le moins accompagner ces souffrances, en utilisant les méthodes classiques de la médecine, mais aussi l'écoute des patients, le simple bon sens et la patience.

Je sais que ce livre va provoquer des grincements de dents, je n'ignore pas qu'il suscitera des querelles. Mais il est temps de parler, de crier son indignation. Ce n'est pas un cri de Robin des Bois ou de Don Quichotte, je n'entends pas lutter contre des moulins à vent. D'abord parce que nous sommes de plus en plus nombreux, médecins et personnels soignants, à travailler, à réfléchir sur ces carences. Ensuite parce que la réponse ne peut être que collective. Tous ensemble, nous devons nous atteler à cette tâche, praticiens, hospitaliers, humanitaires, pouvoirs publics, patients, familles. Pour réfléchir à un monde meilleur, à une approche plus humaine de la médecine, et plus globale aussi.

Parce que la douleur doit être considérée de nos jours comme inacceptable.

Et parce qu'elle n'est pas toujours une fatalité.

Dr Alain SERRIE
Chef de service à l'hôpital Lariboisière

– PREMIÈRE PARTIE –

L'OCCIDENT FACE À LA DOULEUR

– I –

UN PHÉNOMÈNE INACCEPTABLE

La douleur se fait multiple. Il y a celle dont on ne meurt pas, mais qui détruit la personnalité, lentement, inexorablement. Il y a celle qui accompagne la fin de vie et rend insoutenables les derniers mois de l'existence. Dans tous les cas, cette souffrance m'apparaît inadmissible.

À certains patients, il faut rendre dignité, espoir et bien-être.

À d'autres, il convient d'apporter une assistance dans leurs ultimes moments afin d'accompagner la fin et la rendre, peut-être, un peu moins cruelle.

Médecin anesthésiste-réanimateur, j'étais destiné à soulager la douleur. Mais le spectacle de la souffrance demeure toujours révoltant. Parce ce que nous savons que ces douleurs devraient davantage être prises en compte. D'abord en les traitant mieux, ensuite en les *considérant*. C'est-à-dire en respectant la souffrance du patient en étant à l'écoute de son corps, en le laissant parler, en lui permettant de prendre son temps. Il faut sortir de la logique du chemin de croix.

C'est mon métier et ma vocation que d'écouter et aussi d'entendre – ce qui est différent –, d'être le confesseur parfois, d'accompagner la vie, les difficultés et la mort des hommes et des femmes. Parmi tous les métiers qui existent, c'est l'un des plus beaux. Un être humain vient vous voir et vous confie tout ou vous laisse la possibilité de tout savoir, sans le dire clairement. Il faut être attentif, rechercher, enquêter, questionner, comprendre, inspecter, regarder, palper, ausculter. Il faut aimer les hommes. C'est tout. C'est simple, mais c'est beaucoup. « Guérir parfois, soulager souvent, consoler toujours », écrivait le chirurgien Ambroise Paré au XVIe siècle.

Pierre n'a pas pu attendre

Parfois, je n'ai pas su consoler. Un souvenir particulièrement pénible me revient en mémoire. Celui de Pierre, un de mes premiers patients, atteint d'une névralgie faciale.

Pierre déambule dans les couloirs de Lariboisière, et je le sens prêt à tout pour soulager sa douleur. Son visage se tord régulièrement, il a mal, ne sait plus que faire. Il semble même perdre la raison. Un traitement existe pour ce syndrome : un appareil pourrait soulager le patient. Nous avons commandé cet appareil aux États-Unis, il devrait être arrivé, mais on nous a prévenus : l'envoi a deux jours de retard.

Pierre devient fou, il ne se contrôle plus, son visage tremble. Les médecins de service tentent de le rassurer, lui disent qu'il y en a pour peu de temps... Mais Pierre sait qu'il s'agit de deux jours. Deux jours, c'est court dans une autre circonstance, mais c'est long, très long, pour un grand souffrant. Une éternité... Pierre finit par se jeter par la fenêtre. Il n'en réchappera pas.

Ce souvenir est obsédant. Il me hante encore. Comment peut-on arriver à un tel destin ? La douleur est-elle une fatalité ? Pour moi, Pierre symbolise l'échec de la médecine, échec non seulement à traiter la douleur mais aussi à l'appréhender et à la comprendre.

Brigitte : une décharge électrique dans la tête

Brigitte est plus que souffrante. Elle semble agoniser, elle aussi, d'une névralgie faciale, caractérisée par une douleur violente au visage. Une sorte de décharge électrique fulgurante qui vrille la moitié de la face, à droite ou à gauche. Brigitte décrit ainsi ce supplice intolérable :

– C'est comme si vous mettiez les deux doigts dans une prise de courant, avec dix fois plus de courant...

Quand elle vient me consulter à l'hôpital Lariboisière, Brigitte est quasi comateuse. Elle ne peut aligner deux mots de suite, cela en raison de la douleur mais aussi et surtout à cause des médicaments qu'elle ingurgite de manière anarchique tant est grande sa détresse. Elle ne sait plus si c'est le jour ou la nuit, si elle est à Paris ou en province, si elle est chez elle ou à l'hôpital. Ce qui accroît encore son angoisse durant les rares moments de lucidité qu'elle conserve. Elle a maigri de quinze kilos car elle peine à ouvrir la bouche de peur de déclencher une crise. Elle mange des aliments semi-liquides, de la viande mixée avec de la purée, et généralement avec une paille. Elle dort une heure, se réveille deux heures. Les médicaments l'assomment, elle reste donc en position allongée. Elle ne se lave plus, se fait un shampooing tous les quinze jours, soutenue par des aides soignantes. Se laver les dents est un véritable calvaire car cela déclenche la crise. Même les courants d'air lui font peur. Pour se protéger, elle vit avec une sorte de foulard autour de la tête. Elle craint qu'on la touche, que sa tête vienne effleurer une main ou un meuble. Elle donne l'impression de vivre en cage. L'organisation même de sa vie devient problématique. Cette patiente-là est presque un légume. Elle est déjà tombée deux fois dans le coma à cause de la prise abusive de médicaments. Elle somnole toute la journée, ne peut plus sortir de chez elle. Sa famille n'a plus vraiment de contact avec elle, et Brigitte ne peut plus vivre seule. Son mari et son fils lui ont trouvé une maison médicalisée et ont vendu leur petit pavillon de banlieue. Dans ses moments de répit, Brigitte déprime. Comment pourrait-il en être autrement ?

Cette femme a la soixantaine, elle a travaillé longtemps dans une banque, a élevé des enfants, mené une vie régulière.

– Une vie heureuse, me précise-t-elle.

Jusqu'à ce que cette névralgie surgisse, voilà six ans. Six ans d'angoisses qui alternent avec la souffrance. Quand la douleur cesse, l'angoisse monte. L'angoisse d'avoir à affronter une prochaine décharge, d'avoir le visage déformé, comme vieilli prématurément. Et cette douleur-là ne prévient pas.

– Y a-t-il du changement ?

Pour connaître l'évolution de son mal, je lui pose la question plusieurs fois quand elle vient me consulter.

– J'ai très peur chaque jour, car cette douleur, même s'il me semble la connaître, prend souvent une intensité totalement nouvelle. C'est d'une violence incroyable, et je sais que je ne peux rien faire.

Six ans de calvaire... Pour moi, cette douleur est à la fois proche et parfaitement étrangère. Proche car je tente de l'évaluer en parlant à Brigitte, en essayant de connaître la portée et la violence de ces « décharges ». Mais aussi étrangère, car elle ne se comprendrait vraiment que si on l'avait vécue.

On est seul face à la douleur. Les meilleures méthodes scientifiques, l'approche médicale, l'écoute des patients ne suffisent pas. Il faut pratiquer une sorte d'empathie, se mettre dans la peau du malade, du souffrant, écouter ses réactions, ses peurs aussi. Car les grandes douleurs souvent sont tues. Même celle de Brigitte, qui n'arrive pas toujours à trouver les mots, ou ne veut pas les trouver. Et pourtant... Sa belle-fille est médecin et connaît les affres qu'elle endure. Mais là encore un mur de pudeur semble séparer les deux femmes. La belle-fille a même tendance à rajouter des médicaments sur sa liste déjà longue...

– Tout ça, c'est beaucoup trop !

Brigitte ne semble pas comprendre le sens de ma remarque. Comment un médecin pourrait-il diminuer un tel catalogue, fait d'abord pour la rassurer ?

Brigitte est une femme qui a un certain charme. Une femme qui aime la vie et qui aime ses enfants. J'ai presque envie d'écrire cela au passé, tant ce monde-là lui est devenu lointain. Elle est là, allongée sur le lit de l'hôpital, elle me parle, elle sait que je sais, ou du moins que je tente de savoir, de cerner sa douleur.

– Combien de crises avez-vous chaque jour ?

– Ce n'est pas régulier. Cela peut arriver n'importe quand. Ça me surprend au réveil, ou le soir, ou dans la journée...

Elle soupire, fatiguée par ces répétitions, mauvais feuilleton qui lui gâche la vie depuis trop longtemps.

– Est-ce que cela vous freine dans vos mouvements, vos déplacements en dehors de chez vous ? Est-ce que cette douleur vous empêche de manger, de vous brosser les dents, de vous maquiller, de parler tout simplement ?

Je connais déjà les réponses à mes questions. Le fait de

parler, je le sens, soulage Brigitte, elle qui s'est tue trop longtemps, ou qui se tait à nouveau, qui craint de gêner son entourage, son mari, ses enfants, ses proches, sa bru qui paraît redouter de visiter la belle-famille rien qu'à l'idée d'évoquer ce que subit sa belle-mère.

Quand elle a exprimé sa souffrance devant les nombreux médecins consultés, ceux-ci lui ont souvent prescrit un puissant antalgique, et certains de la morphine. En tout une vingtaine de médicaments ! Jusqu'à quarante-cinq prises par jour ! Une hérésie. Pour Brigitte, il fallait prescrire du Tégrétol, un anti-épileptique puissant[1]. Ce cas, qui paraît scandaleux, résulte en fait bien souvent d'un processus habituel : Brigitte subit une succession de traitements recommandés par différents médecins. Mais le nouveau traitement n'élimine pas le précédent, il s'additionne au contraire ! On en rajoute sans cesse, jusqu'à l'absurde, dans une thérapeutique qui se révèle d'une incohérence totale. Lorsque je regarde son ordonnance, je crois lire un roman de Balzac... Et le corps engloutit tout ça. Comme si cette femme devait passer ses journées à prendre des sédatifs, comme si son organisme était fait pour en avaler des kilos et s'y accoutumer peu à peu !

Le cas de Brigitte n'est pas isolé. Il démontre qu'une douleur peut être extrêmement intense et entraîner des répercussions d'une telle violence que la vie d'un patient s'en trouve totalement bouleversée. Bien sûr, on ne meurt pas d'une névralgie faciale, du moins lorsque toute cause tumorale ou vasculaire a été éliminée. Est-ce une raison pour s'en désintéresser ?

---

1. Nous reviendrons plus loin dans ce livre sur les divers moyens d'atténuer les douleurs.

On le voit, cette agression constante rend la vie impossible, détruit l'individu plan par plan, et découd le tissu social. Par ailleurs, le surdosage médicamenteux démontre que le corps médical ne réagit pas bien à la douleur, ou ne sait pas réagir. Ensuite, comment ne pas s'interroger sur le comportement irrationnel de la patiente, qui n'informe pas tous ses médecins traitants de ce qu'elle prend déjà comme médicaments ? Un engrenage terrible se met alors en place. La douleur occupe tout son espace, toutes ses pensées, envahit son langage, tous les moments de la vie quotidienne. Le monde s'effondre autour de ces grands souffrants, le monde n'est pas prêt à les accueillir, leur environnement se sent pris au dépourvu. Brigitte, comme tous ceux qui subissent une douleur intense et rebelle, suit un chemin de croix.

Que faire face à cette douleur dévastatrice ? Quand les médicaments ne sont plus efficaces, il faut se poser ces question essentielles : peut-on tenter autre chose ? Existe-t-il d'autres méthodes ?

Pour Brigitte, une solution a vite été trouvée : la thermocoagulation. Un geste chirurgical qui consiste à détruire par la chaleur le nerf fautif, une des branches du nerf trijumeau, qui se niche dans la boîte crânienne. Ce nerf est sensitif et non moteur, ce qui explique pourquoi ce geste entraînera une disparition de la douleur, au prix d'un engourdissement de la moitié du visage, certes, mais sans paralysie. Cette thermocoagulation s'effectue à l'aide d'une thermode, une aiguille insérée à travers la joue à l'intérieur du crâne par un trou de deux millimètres et dans laquelle on fait passer de la chaleur. Le geste est rapide, relativement sûr, avec un risque faible, celui de l'anesthésie générale, comme pour toute intervention.

Par peur de déclencher une nouvelle crise, Brigitte trouve à peine la force de secouer la tête pour me signifier son accord. Elle est vraiment à bout, elle n'en peut plus, physiquement et psychiquement, et elle est prête à tout pour remédier à son calvaire.

Je lui fais sa thermocoagulation pour détruire le nerf en cause. Tout se passe bien. Je me dis en même temps que cela est du gâchis, qu'on aurait pu éviter cette surdose de médicaments. Mais ce dont je me rends compte, surtout, c'est qu'une douleur peut remettre en question toute une existence, sans que l'espérance de vie soit en cause, contrairement à certaines pathologies. Le quotidien de Brigitte était devenu misérable, une angoisse permanente, pour elle et ses proches, avec l'incertitude de la prochaine crise... Quand ? Tout de suite ? Dans dix minutes ? Dans trois heures ?

Le lendemain de l'intervention, je la revois dans sa chambre d'hôpital. Elle n'est pas encore fraîche comme un gardon, mais déjà elle n'a plus mal. Pour elle, c'est une révolution ! La destruction du nerf s'est révélée efficace. Le seul problème reste le sevrage des médicaments. Elle doit continuer à en prendre pendant un mois, et diminuer progressivement les doses.

Deux mois plus tard, à la consultation, Brigitte n'est plus la même : elle revit. Elle a repris goût à la vie quotidienne. Elle apprécie les détails de l'existence, a retrouvé son appétit, reprend des forces, récupère sa vigilance, n'a plus de vertiges. Je suis très heureux pour elle.

– J'étais dans un engrenage et j'ai bien senti le moment où j'y suis entrée, m'avoue-t-elle. Mais je n'avais plus conscience des choses, de la vie de tous les jours, de la chronologie des événements. C'était un cauchemar permanent.

Elle me dit aussi qu'elle a retrouvé peu à peu toutes ses habitudes, se brosser les dents, regarder la télévision, lire des livres... Ses petits-enfants s'intéressent de nouveau à elle, cette grand-mère qui avait fini par oublier les anniversaires, obnubilée par sa hantise. Je m'aperçois aussi que son visage redevient expressif, alors qu'il avait perdu toute personnalité et ne souriait plus. C'est étrange, cette impression d'être devant un autre individu. Comme si la douleur l'avait naguère dépersonnalisée.

Je croise ses proches, soulagés, comme si Brigitte revenait d'un séjour en enfer – ce qui est le cas. Je n'ai pas envie de leur dire que la liste de médicaments, qui n'était pas adaptée, a contribué à jeter Brigitte dans l'engrenage, sa belle-fille médecin se sentirait visée. L'enfer dans lequel cette femme était enfermée résultait à la fois de la douleur et de l'ordonnance !

*

* *

Ce genre d'expérience me ramène souvent à mon père disparu. Il m'a enseigné l'approche de l'autre, l'altruisme, mais aussi l'effort sur soi, l'éthique. Pas un jour ne doit se passer, disait-il, sans que l'homme ne soit au service de la société ou au service des autres... Ce sont ces préceptes qui m'ont guidé vers la médecine, puis vers l'humanitaire, et enfin vers le traitement de la douleur.

Le cas de Brigitte m'incite encore plus à affirmer que le malade ne se réduit pas à un corps ou à une succession d'organes. Tant d'autres facteurs doivent être pris en compte, son psychisme, son entourage, sa capacité de résister, sa vie « avant »... Nous avons trop tendance à l'oublier.

– Comment vous sentez-vous, aujourd'hui ?

Brigitte sait que je prends un malin plaisir à lui poser cette question, pour mieux l'entendre jubiler, pour écouter sa joie d'être redevenue simplement elle-même.

– J'ai l'impression d'être née une seconde fois...

Je la revois encore, quatre mois plus tard, à la consultation. Elle entre en marchant, alors qu'auparavant elle se déplaçait en chaise roulante, assommée par les médicaments. Elle n'avale plus de remèdes, elle ne somnole plus, elle est lucide. Elle ne souffre plus grâce à la diminution de la sensibilité de la région douloureuse.

Je me souviens de la dernière phrase de Brigitte, quand elle m'a quitté, sur le seuil de la salle de consultation :

– Mais dites-moi, docteur, que s'est-il passé pendant ces six dernières années ?

Jean-Paul : heureux de vivre, jusqu'au bout...

Représentant de commerce, âgé de cinquante-cinq ans, Jean-Paul est atteint d'un cancer du sommet des poumons, un mésothéliome. Ce qui me surprend, c'est qu'à la différence d'autres patients, ce représentant en vins et spiritueux pour la région du nord de la France m'apparaît très jovial. C'est sa femme, infirmière dans un hôpital parisien, qui a décidé de l'amener à Lariboisière. Elle veut lui rendre sa dignité. Elle veut qu'il reprenne sa vie le plus normalement possible, même si le temps lui est compté, malgré une intervention chirurgicale et une chimiothérapie.

Ce patient, je vais m'y attacher. Je sens que Jean-Paul a une incroyable envie de vivre, je sens qu'il va combattre, et d'abord combattre pour passer agréablement les derniers mois de son existence. C'est un bon vivant, il aime tous les plaisirs et ne veut pas s'en priver, même s'il est condamné. Car il se sait condamné. Il n'ignore pas qu'il en a pour moins d'un an.

Nous passons un contrat tacite : je lui dis que l'on ne peut pas inverser le cours des choses, mais que je peux soulager ses souffrances. Il se rend compte aussitôt de la nécessité du dialogue. Je l'examine. Sur l'instant, il ne ressent pas de douleurs particulières. Mais dès qu'il se rhabille, la souffrance revient le frapper de plein fouet. Son faciès rougeaud et souriant se déforme... Cela dure plusieurs dizaines de minutes.

Je n'arrive pas à me faire à cette douleur. Soigner, cela veut dire non seulement guérir, mais aussi aider, soulager, écouter. Soigner un homme ou une femme, c'est être aussi à son écoute. C'est le *considérer*. C'est établir une relation d'humain à humain, et en même temps dépasser la somme de connaissances dont nous, médecins, sommes porteurs. C'est faire acte d'humanité et d'humilité. Pourtant il semble plus facile d'adopter une attitude impersonnelle et de faire du patient un anonyme... « Dites-moi ce que vous avez et je vous donne une ordonnance. »

Je laisse Jean-Paul tranquille, car je viens de lui administrer une dose de morphine. Il se passe de longues minutes avant que le traitement fasse effet. Je lui parle. Le soulagement est insuffisant, je lui fais une autre injection et lui propose une « titration », manière de déterminer la dose de morphine dont il a besoin pendant vingt-quatre heures. Je l'hospitalise le soir même. Sa femme va chercher ses affaires. Sa valise était prête dans la voiture...

Jean-Paul me donne sa version du « contrat » établi entre nous : pouvoir sortir de l'hôpital quand il veut. Il connaît les règles strictes de l'hospitalisation : le patient ne peut pas sortir du secteur hospitalier et il doit rester en pyjama toute la journée ! Lui n'en veut pas. Je le comprends. Moi-même, j'ai toujours été surpris du fait que les patients arrivent le matin, et dès leur hospitalisation se déshabillent pour remettre le pyjama qu'ils ont dû quitter quelques heures auparavant. On le comprend dans les services chirurgicaux ou de réanimation, mais pourquoi imposer cette pratique dans les services de médecine ?

J'accepte donc que Jean-Paul puisse sortir à sa guise et rester habillé. Je sais que c'est important pour lui. Je sens aussi que, si je n'accepte pas, il refusera l'hospitalisation. L'admission à l'hôpital est souvent une cassure dans la vie d'un individu. Je suis prêt à aménager son traitement en fonction de sa vie quotidienne, mais je pose mes conditions. Il doit être présent pour les soins, pour les consultations et le soir.

Pour Jean-Paul, l'hospitalisation doit s'inscrire dans la continuité de sa vie. J'aime cet état d'esprit. C'est important pour lui, cette vitalité améliore ses capacités de résistance à la maladie, notamment sur le plan psychologique. Il sait aussi qu'il n'est pas seul dans son combat contre le cancer.

Peu à peu, Jean-Paul s'approprie la chambre qu'il occupe. Il s'aménage tout un espace. Il installe un tapis, une lampe et une dentelle sur la table de nuit. C'est amusant, cette façon de reconstituer un « chez-soi ». Je remarque qu'il a caché quelques excellentes bouteilles de vin dans le placard, en bon représentant de commerce qu'il est.

– Docteur, venez ! me lance-t-il un soir en m'alpaguant dans les couloirs.

Je le suis dans sa chambre et me demande bien ce qu'il peut me vouloir...

– Vous aimez le gevrey-chambertin ? me demande-t-il.

Incroyable ! Le voilà qui ouvre une bouteille de derrière les fagots... Comment pourrais-je refuser ? Jean-Paul le bon vivant ne se laisse pas abattre. Il s'est d'ailleurs installé un garde-manger sur le rebord de la fenêtre : confitures, beurre, gâteaux... J'aime cet amour de la vie, cette combativité sans hargne, cette foi dans les lendemains, même si la camarde s'annonce.

Un autre soir, il va jusqu'à commander un plateau d'huîtres à la brasserie Terminus Nord, en face de la gare du Nord. Ce genre de comportement est rare. L'homme est aussi très généreux, de cœur, de gestes, de présents. Un seigneur, un grand seigneur, qui gagne très vite sa réputation dans le service ! Je crois qu'il a toujours été généreux, même si le fait de devoir mourir bientôt ravive, chez beaucoup de personnes, des élans d'altruisme.

Il finit par sortir de l'hôpital. Je lui laisse les numéros de mon domicile et de mon portable. Un coup de téléphone, cela sécurise souvent les patients gravement atteints. C'est comme si leur médecin de l'hôpital était à proximité, dans leur quartier. Jean-Paul ne m'appelle qu'une seule fois, pour me souhaiter un joyeux Noël.

Je le revois tous les mois et j'augmente les doses de morphine. Il a mille milligrammes par jour en deux fois. C'est beaucoup, mais cela lui fait du bien et il reste lucide. Il n'a maintenant que moins de six mois à vivre, et il le pressent. Mais cela n'entame en rien sa jovialité. Comme c'est surprenant, un homme qui va mourir et qui veut croquer encore la vie à pleines dents...

Il a surtout recouvré sa dignité. Je le sais, il le sait, Jean-Paul va mourir de son cancer en phase terminale. Est-ce une raison pour achever une existence dans des souffrances abominables ?

L'histoire peut sembler banale sur le plan médical, mais le mode de prise en charge ou de traitement est déterminant. La médecine sert aussi à cela : accompagner, trouver un niveau de compréhension avec le patient, adapter le traitement en fonction de son mode de vie. Cela va aussi plus loin : avoir un certain niveau de connivence avec le malade. Je ne crois pas que tenir la main d'un mourant soit le seul acte indispensable. La douleur est une dimension qui intègre plusieurs paramètres, à la fois une localisation, un temps donné, des sensations très subjectives... « Comme un coup de poignard », « un abcès », « une lance dans la main »... Et il n'y a pas que la description de la douleur qui soit essentielle, il y a aussi la composante émotionnelle, qui touche l'affectivité. Une autre dimension encore est vitale : tout ce qui a été vécu avant, et dans quel contexte survient la douleur. Celui qui a connu plusieurs douleurs antérieures va comparer sa douleur à ces expériences précédentes, un bras cassé ou une chute à vélo durant l'enfance. La grande erreur serait de dire : tous les patients qui ont un cancer doivent être traités comme des patients qui ont un cancer... Cette version des choses est fausse, car il faut vivre ce que le patient ressent. Par exemple, comment un cancer peut entraîner la ruine d'une famille, comment une douleur peut devenir une atteinte à la dignité, une dévalorisation de soi-même, parce que empreinte de honte et de culpabilisation vis-à-vis des autres.

*

* *

Les deux cas évoqués, celui de Brigitte et celui de Jean-Paul, démontrent plusieurs choses. D'abord que les douleurs sont toutes différentes. Ensuite que ces grands souffrants nous sont proches, car la douleur peut concerner chacun d'entre nous, à n'importe quel moment de la vie, à petite ou forte intensité, sur un laps de temps court ou plus long. Enfin, ces cas témoignent d'un élément primordial : on peut soulager les souffrances, par des traitements adaptés, par des moyens appropriés et parfois par le simple bon sens.

Bien sûr, tous les cas de douleur ne sont pas maîtrisés. On ne peut totalement éradiquer la douleur, celle par exemple causée par une lombalgie, un mal de dos violent, ou l'arthrose – domaines où les avancées sont encore faibles. On peut néanmoins soulager en tentant de comprendre, d'évaluer, de cerner le mal et de mettre en place un programme pour alléger la souffrance. Encore une fois, ce qui est en cause, ce qui est scandaleux, c'est la pratique de la médecine accompagnée d'une certaine résignation, voire d'un sentiment de fatalité.

Paul : quand j'ai mesuré mon ignorance et décidé de ma vocation

En 1978, jeune médecin, je suis confronté à un cas malheureux qui illustre bien les doutes de la médecine d'alors en matière de traitement de la douleur. Un phénomène devant lequel je me suis trouvé particulièrement démuni.

Paul est tétanisé par la douleur dans sa chambre de l'hôpital Lariboisière. Voilà vingt jours que cet homme de plus de soixante-dix ans, un ancien cordonnier devenu commerçant, est entré en service d'urologie où j'officie alors comme médecin anesthésiste. Il a été opéré d'un cancer de la prostate et une forte douleur s'est installée dans le bas-ventre après l'opération. Elle a cessé au bout de deux jours puis est réapparue. Paul m'en parle, me montre où le mal s'est déplacé : dans les articulations de l'épaule gauche et dans la colonne vertébrale. Son chirurgien lui a prescrit des antalgiques, il n'a pas été soulagé pour autant.

Je commence la visite. Elle a lieu vers 14 h 30 alors qu'elle était prévue pour 7 h 45 ce matin, mais deux urgences du bloc opératoire ont tout décalé, comme c'est souvent le cas dans les grands hôpitaux, même si l'urologie compte somme toute peu d'urgences chirurgicales. Les interventions sont en général prévues, organisées, préparées.

J'aime les visites. Heureusement, elles ne sont plus comme autrefois accompagnées d'un cérémonial académique. Avec le temps, la visite est devenue plus humaine. C'est le moment aussi où l'on prend le « pouls psychologique » du patient. Une manière de rendre plus chaleureuse la médecine, souvent dépossédée de cet aspect humain, justement en raison de la rentabilité ou de la taille des services dans les hôpitaux. Le patient peut alors poser toutes les questions qu'il veut au médecin et à son équipe. Pour la plupart des patients, le problème est résolu, puisque l'opération a eu lieu et que « tout s'est passé comme prévu ». Mais ce qu'on n'a pas dit au patient, c'est que la douleur postopératoire est normale.

Rares sont les chirurgiens ou les médecins qui osent le prévenir :

– Je vais vous opérer, votre problème sera a priori réglé, mais dans les deux à trois jours qui suivent, vous allez avoir très mal.

Le plus souvent, le langage est bien différent.

– Ne vous inquiétez pas, tout va bien se passer, je vous opère lundi et vous sortirez jeudi.

Avec le chirurgien Alain Leduc, j'entre dans la chambre de Paul, identique à toutes celles du deuxième étage du service. La fenêtre est ouverte, il fait chaud, le soleil illumine la pièce et pourtant une odeur curieuse flotte, une odeur qui me rappelle quelque chose, sans que je puisse dire exactement quoi. Paul est allongé dans son lit. Il me sourit et essaye de se relever pour accueillir la visite. Il prend alors appui sur son coude et grimace de douleur. La nuit n'a pas été bonne, il n'a dormi que quelques heures. Mais il s'attendait à voir son chirurgien, il a « fait sa toilette », comme on dit dans les hôpitaux, et s'est rasé. Mais oui, cette odeur... son *after-shave*. En termes choisis, de façon à ne pas inquiéter exagérément Paul, mais en lui laissant la possibilité de nous interroger pour connaître le diagnostic, le chirurgien résume la situation. Paul a l'air de comprendre, mais ne pose pas de questions, sauf une :

– Et pour ma douleur, docteur ?

– Ne vous inquiétez pas, on va faire le nécessaire, je vais changer le traitement.

Retour dans le couloir. Le chirurgien m'interpelle :

– Toi qui es anesthésiste, tu donnes de la morphine pendant l'intervention, est-ce que tu pourrais voir ce que l'on peut faire pour ce brave homme ?

Ce chirurgien hors du commun est réellement proche de ses patients. Il les aime sincèrement, les comprend, sait les rassurer et rester calme en toute circonstance. Pourtant, malgré ses compétences et son empathie, il reste démuni devant la douleur.

Je le retrouverai vingt ans plus tard, doyen de la faculté de médecine. Il sera parmi les premiers à accepter la mise en place d'un enseignement de la douleur obligatoire pour tous les étudiants en médecine de sa faculté.

La douleur, je ne l'ai pas apprise, je ne sais pas comment l'évaluer. Concernant Paul, qui est atteint d'un cancer de la prostate, faut-il que je fasse pratiquer un examen neurologique ? Dans son cas, on est loin cependant de la neurologie... Et puis quels médicaments utiliser ? Bien sûr il y a la morphine, mais est-ce le bon traitement pour lui ? Y en a-t-il d'autres ? Et les posologies, je ne les connais pas... Bien sûr je sais manier les morphiniques, mais pendant l'intervention chirurgicale, quand le patient est « monitoré », surveillé avec un système de contrôle cardiovasculaire permanent et une ventilation assistée. Le patient est plongé dans un sommeil artificiel où toutes les grandes fonctions vitales sont sous contrôle, mais là rien de tout ça. Comment faire ? Je me précipite dans mon bureau et essaie de trouver un livre ou une publication qui parle de douleur et de cancer : je n'en ai pas.

Comme nous sommes dans un grand hôpital de l'Assistance publique-Hôpitaux de Paris, le premier groupe hospitalier européen, j'interroge mes collègues. La plupart ne peuvent pas m'aider. Je finis mes conversations avec trois recettes de cuisine toutes différentes les unes des autres...

Je retourne voir Paul, j'hésite à entrer dans sa chambre. Je n'ai pas l'habitude de ce que je vais faire, et en plus on ne me l'a pas appris. Afin de me donner plus d'assurance, je passe voir les infirmières, peut-être ont-elles des idées. Mais comment discuter de cette douleur ? De quelle façon chaque soignant peut-il participer à l'analyse de cette souffrance, la disséquer, connaître son retentissement psychologique, l'importance qu'elle revêt dans la vie de l'individu ? Un grand moment de doute dans ma vie de médecin, pourtant remplie de certitudes scientifiques.

On boit un café.

– Vous ne le savez pas, mais il souffre bien plus qu'il ne veut le dire, précise l'une des infirmières qui s'occupe plus particulièrement de ce patient.

Ce matin, Paul lui a confié qu'à son âge et avec une maladie qu'il pense être grave, l'avenir est plus qu'incertain, mais les grandes inquiétudes qui le taraudent, ce sont sa douleur et sa femme.

Je frappe à sa porte et j'entre. Nous échangeons une poignée de main. Je m'assois près de lui. Nous faisons connaissance. Paul est à la retraite depuis deux ans. Je m'en étonne. Il me précise qu'il a travaillé le plus longtemps possible pour assurer une pension de réversion correcte à sa femme. Il parle de ses enfants, puis progressivement de son enfance, de la guerre, de son premier mariage. Il est très fier de ses deux fils, qui ont fait des études, son vœu le plus cher : ils sont tous les deux ingénieurs.

– Ingénieurs, vous vous rendez compte, moi qui suis cordonnier !

Il a envie de se confier. Je l'écoute, mais je pense plutôt à la façon de comprendre sa douleur : je suis mal à l'aise et il doit sûrement s'en rendre compte.

Je l'interroge enfin sur le mal. Il se souvient d'avoir déjà ressenti les douleurs du dos il y a quelques mois, qui se sont un temps estompées, avant de revenir sans répit.

– Au début, il s'agissait de douleurs banales comme celles que chacun a pu avoir à un moment ou un autre. Je me souviens qu'à deux ou trois reprises, j'ai été obligé de m'arrêter de travailler, mais ce sont de vieilles histoires qui datent d'au moins dix ans. Cette fois-ci, docteur, c'est différent : je souffre tout le temps. Au début, la douleur n'était pas très intense, c'était juste son caractère permanent qui me gênait, mais maintenant, et à vous je peux le dire, car cela m'inquiète beaucoup, je ne sais pas pourquoi mais je le sens : mes douleurs sont *différentes*.

Elles sont localisées au niveau de la colonne vertébrale et augmentent au moindre mouvement. Je l'examine. Neurologiquement il n'y a rien d'anormal. En sortant de sa chambre, je suis perplexe. C'est peut-être une lombalgie en rapport avec son cancer, entraînée par une localisation osseuse : une métastase. Je regarde son dossier. Une scintigraphie osseuse montre effectivement une localisation secondaire osseuse : une hyperfixation. Le diagnostic posé, reste le traitement. Je vais discuter des différentes possibilités avec son chirurgien, qui a décidé de demander l'avis d'un radiothérapeute et d'un chimiothérapeute. Sans attendre, il faut commencer un traitement antidouleur, un traitement associant des antalgiques périphériques (tel le paracétamol) et des anti-inflammatoires. Mais il faut aussi envisager que cette thérapeutique se révèle insuffisante.

Je rentre chez moi, fatigué de cette journée, mais surtout inquiet car démuni et ne sachant pas exactement ce que je proposerai demain à Paul si la douleur persiste. Est-ce qu'il a moins mal, en ce moment ? Il est particulièrement difficile d'exprimer ce que l'on ressent quand on a en charge un patient qui souffre et que l'on est convaincu que le traitement recommandé n'est pas forcément celui qu'il aurait fallu prescrire, qu'un autre médecin peut faire mieux. Cette impuissance me laisse un goût amer dans la bouche.

Le lendemain, la situation a profondément évolué. Paul est couché en chien de fusil, immobile. L'odeur est fétide, tenace. Une odeur de mort qui s'annonce. Dès que je suis dans sa chambre, il se retourne, me dit de venir près de lui, me tend la main et la serre, il ne la lâchera plus pendant un temps qui me semble très long. Sa voix est hachée, il ânonne, il n'a plus la même intonation. Il est épuisé. Ce changement dans le timbre même de la voix est souvent rencontré chez des malades éreintés, en bout de course. Le souffle n'est plus suffisant pour passer à travers les cordes vocales. Il explique qu'il a mal, très mal, que sa douleur l'obsède, qu'il n'est plus que souffrance. Elle est là, elle est permanente, elle s'accentue au moindre mouvement pour le torturer. Plus rien d'autre n'a d'importance pour lui, il est entièrement concentré sur ce mal qui le ronge, le dévore, le brûle à petit feu. Bref, il n'en peut plus. Une situation caractéristique des grands souffrants qui veulent en finir avec la vie...

Paul me fait alors une confidence terrifiante :

– En 1944, un mois après le débarquement, j'ai été fait prisonnier par les Allemands, ils m'ont envoyé dans le camp de concentration de Dachau. Mais avant, la Gestapo m'a torturé plusieurs fois. J'ai souffert le martyre, mais cela n'est rien en comparaison...

La violence de cette douleur aiguë qu'on lui a infligée alors est en deçà ce qu'il ressent aujourd'hui ! Son témoignage me bouleverse. C'est la première fois que j'entends une chose pareille. J'ose à peine imaginer ce qu'il endure. De toute façon, c'est inimaginable... Paul tente de bouger sur le côté. C'est un être humain et la souffrance lui donne parfois des aspects bestiaux. Maintenant son calvaire recommence. Il reprend son souffle, me serre très fort la main. Il me supplie :

– Docteur, faites quelque chose, je n'en peux plus, je souffre, je souffre. Une bête est dans mon ventre et me dévore... Ce n'est plus supportable, il faut que ça s'arrête.

Il s'agit dès lors de lui prescrire un traitement antidouleur plus fort, comme la morphine. Quelle nuit il a dû passer... On ne m'a pas appelé alors que je l'avais demandé avant de partir. Mais qu'aurais-je fait ? Une bouffée d'angoisse m'envahit : comment ai-je pu laisser cet homme dans une telle situation...

Paul me parle. Il me confie à nouveau qu'il est en bout de course, qu'il le pense depuis que sa douleur ne le quitte plus, que tout ça il s'en doutait. Mais cette souffrance finalement est au-dessus de ce qu'il pouvait concevoir. Je ne peux pas le laisser dans cet état. C'est décidé, je vais lui prescrire de la morphine. À l'office, là où les infirmières profitent d'un peu de repos, je prends le cahier de prescription, je sors de ma poche les posologies qui devraient convenir, notées sur un bout de papier la veille au soir pour ne pas me trouver impuissant au moment venu. C'est la première fois que j'écris lisiblement le mot « morphine », un mot qui fait peur. Le métro aérien n'est pas loin, une rame passe et fait trembler la table. Je lève les yeux vers les toits et pense à Paul. Le ciel est d'un bleu intense, il fait chaud, les fenêtres sont ouvertes.

Non, vraiment, ce n'est pas un jour pour mourir...

Le lendemain matin, avant de venir dans le service, je téléphone à un médecin anesthésiste de l'hôpital, Alex, que l'on qualifierait aujourd'hui de « senior ». Alex est de ceux qui ont tout vu, tout vécu, les situations les plus urgentes, là où la mort est monnaie courante, les débuts de la réanimation, du Samu, les grandes gardes de neurochirurgie pendant lesquelles on reçoit tous les traumatismes crâniens, les ruptures d'anévrismes intracérébraux, les compressions de la moelle épinière et tout ce que Paris et la région parisienne vont générer pendant vingt-quatre heures d'hommes et de femmes cassés, accidentés, comateux. Pendant ces gardes, on ne dort pas, on anesthésie, on opère, on réanime comme un automate. Et l'on reprend le lendemain son travail comme si rien ne s'était passé. On est loin des trente-cinq heures et du repos compensateur du lendemain de garde. Est-ce que l'on monterait dans un avion piloté par un équipage qui n'a pas quitté les commandes depuis un jour et demi ?

J'ai effectué de nombreuses gardes de nuit avec Alex. J'étais l'externe, il était le chef. Il m'a appris l'anesthésie et la réanimation, il a mis au point la mesure de pression intracérébrale qui permettait d'adapter un traitement anti-œdème de façon à diminuer la pression du cerveau qui souffre dans une boîte crânienne inextensible : une aventure et une première à l'époque... Cela consistait à mettre en place un petit capteur sur le cerveau par un trou de trépan et à enregistrer les pressions. Mais pour la douleur, il ne sait pas. Incroyable, même les chefs de clinique restent démunis sur cette question essentielle, à la base de notre métier.

Ensemble dans son bureau, on cherche. Alex, embêté, me parle d'un « cocktail » associant trois médicaments : Dolosal, Largactil et Phénergan. Je connais ce mélange, mais je ne l'ai encore jamais utilisé. En fait, on ne savait pas, à l'époque, quelle était la part de sa puissance antalgique par rapport à l'endormissement et à la somnolence qu'il entraînait.

Alex, fort de son expérience, pense que l'on peut donner de la morphine à la place du Dolosal, cela serait plus efficace sur la douleur et moins « déconnectant ». J'ai tout noté. Je rédige cette autre prescription en précisant bien la voie : intraveineuse. Dans le service, c'est la première fois que cela arrive. Je sens les infirmières inquiètes. Elles sont réticentes, ces produits n'ont jamais été utilisés ici. J'ai compris, elles préparent le flacon de perfusion et je vais poser la voie dite « d'abord veineux » dans son bras gauche.

J'explique à Paul ce que je m'apprête à faire. Il veut tout savoir, et c'est son droit. Il râle entre deux phrases et me demande d'en finir, il veut que j'abrège ses souffrances : cela s'appelle l'euthanasie. Je lui précise que si ses douleurs diminuent de façon importante, voire disparaissent, il ne pensera plus à mourir. Alors il me sourit, et je me dis que cet homme est combatif. Je n'oublierai jamais ce sourire... Je branche la perfusion et retourne le voir une heure après et avant de partir. Il est calme. Il dort.

Je rentre chez moi, rassuré.

Le lendemain matin, en lisant le cahier de transmission, je déchante.

« Jour 3 : a passé une nuit calme, il n'a pas sonné. Ce matin : ne répond plus aux ordres simples et aux stimulations. »

Cela signifie que son état s'est aggravé. Il ne répond plus à l'appel de son nom, et ne réagit plus quand on le pince légèrement.

Je ne peux m'empêcher de penser que ma prescription de la veille est responsable de son état. Il est fort peu probable que ce soit là une évolution naturelle, c'est trop rapide. En tout cas, il ne souffre plus. Ai-je bien fait ? Ce n'est pas ce qui était souhaitable, ni ce que je voulais.

C'est mon ignorance qui m'a conduit à faire cela. Je m'en veux. Un avis d'aggravation est lancé, sa famille est prévenue. Deux heures plus tard, Paul ne respire plus, il est mort. Je signe son constat de décès et je vais voir la famille. Sa femme, ses deux enfants sont là, je leur dis tout, ne leur cache rien. Ils sont restés avec lui une partie de la journée d'hier. Les jours précédents, il les a suppliés, lui, l'homme fier, et leur a dit sa douleur. Sa femme me remercie d'avoir essayé de le soulager.

– De toute façon, me dit-elle, il n'y avait pas d'issue, il souffrait trop, c'est mieux comme ça.

Ses enfants acquiescent en hochant la tête et tous les trois me serrent la main avec insistance.

Dans les semaines qui suivent, j'ai voulu prendre de la distance vis-à-vis de la douleur, de ceux qui souffrent. Mais je n'ai pas pu. Soulager les autres est l'une des causes les plus nobles.

C'est dans le cadre des douleurs en fin de vie que j'ai pris conscience de mon ignorance. Et j'ai eu la surprise de constater qu'elle était partagée. Dans les autres situations, il y a toujours quelqu'un qui sait, pour conseiller, pour faire part de son expérience, pour guider la main. Mais là rien, le désert. Comme si la douleur n'existait pas, n'avait jamais existé. La médecine ne s'en est pas préoccupée.

Comment admettre cela ?

Comment comprendre que les patients eux-mêmes refusent si souvent d'évoquer leur douleur face à leur médecin ?

La révélation, oui, ce fut bien une révélation : celle de se trouver confronté à un manque de connaissance inacceptable, tellement énorme que cela frise l'indécence. Et pourtant, la douleur, on ne l'a pas inventée, cela n'est en rien récent. De tout temps, les hommes ont souffert. Alors comment expliquer que cette souffrance n'ait pas retenu toute l'attention de la médecine ?

Encore aujourd'hui, Paul est toujours présent dans mon esprit. Son souvenir est comme une hantise, une obsession, une culpabilité. La souffrance de Paul en fin de vie et mon incompétence qu'il a vécue dans sa chair ont été probablement pour beaucoup dans la détermination de mener ce qui s'apparente à un combat : la lutte contre la douleur.

Longtemps plus tard, un grand chirurgien, président du Conseil national de l'ordre des médecins, a avoué cette carence. Au cours d'un congrès médical national, devant le ministre de la Santé, il a expliqué que la douleur ne l'avait guère préoccupé tout au long de sa carrière. L'important, pour lui, c'était de « réussir » ses opérations... C'est seulement quand lui-même a été opéré qu'il a compris combien il était important de prendre en charge la douleur postopératoire.

Bernard Kouchner, ex-ministre de la Santé, le reconnaît lui aussi : « Lorsque j'ai entamé dans les années soixante mes études, la souffrance régnait. On ne s'en souciait guère. On utilisait très peu de morphine, les femmes accouchaient sans péridurale. On pratiquait les avortements sans anesthésie, les curetages à vif. Si cela faisait mal, c'était plutôt bien. Les conditions de réveil après une opération restaient dramatiques. Il y avait toujours des bonnes sœurs à cornette dans les hôpitaux de l'Assistance publique. Elles n'auraient pas donné de morphine à des gens qui avaient la chance de pouvoir souffrir. »

Récemment, le Dr Alain Garcia, directeur de l'Agence régionale d'Aquitaine et ancien vice-président des directeurs des ARH (Agences régionales d'hospitalisation), les

« préfets santé », témoigne. Il se souvient de l'époque où il pratiquait des ponctions pleurales chez les enfants. Pas d'anesthésie : « Serre la main de l'infirmière, coco, je vais faire le plus vite possible. » Il raconte : « L'enfant criait, on n'était pas fier, mais c'était alors parfaitement accepté... »

Ignorer la douleur, la sous-estimer, la banaliser : il n'y avait là rien d'anormal. On ne peut pas opérer sans douleur, on ne peut pas planter des trocarts, des drains sans que cela fasse mal. Une tumeur grossit, la douleur est présente ; là encore rien d'anormal. Les médecins s'en accommodaient. Elle restait, depuis des siècles, une fatalité.

– II –

UNE SOUFFRANCE SI LONGTEMPS OCCULTÉE

Pendant des années, la douleur est restée au second plan des préoccupations médicales. Le réveil en ce domaine date d'une vingtaine d'années seulement. Que de retards à rattraper ! Que d'erreurs accumulées ! Que de souffrances engendrées ! Et pourtant, la douleur reste, avec la fièvre et la fatigue, un des premiers motifs d'appel au médecin, une des premières causes de consultation.

Naguère, la douleur n'entrait pas dans les préoccupations fondamentales des hommes de science. Les connaissances des grands mécanismes physiopathologiques en cette matière se limitaient à une figuration très simpliste des voies de la douleur, dite de la nociception : « En tirant sur l'extrémité d'une corde, on provoque en même temps un coup sur la cloche suspendue à l'autre bout », disait-on.

Descartes et les naturalistes ont émis les premiers l'hypothèse que les sensations ne sont pas forcément douloureuses, mais peuvent le devenir lorsqu'elles augmentent. Elles sont véhiculées par des nerfs (la corde) qui aboutissent au cerveau (la cloche). Cette notion d'une augmentation d'activité du système physiologique de transmission est fondamentale. Une douleur résulte donc d'une surstimulation, conséquence d'une stimulation excessive des récepteurs, comme dans le cas de fracture ou d'inflammation. C'est encore aujourd'hui un des mécanismes physiopathologiques retenus.

Cette hypothèse de travail avant-gardiste a été admirablement exprimée par le grand chirurgien français René Leriche dans son *Journal belge de gastro-entérologie*, publié en novembre 1936 : « Nos viscères sont-ils sensibles ? Il est bien certain qu'en l'état de santé ils n'ont pas une sensibilité consciente. Aucune sensation ne nous dit qu'ils existent. Fort heureusement, ils ne nous renseignent pas sur la marche de leur activité ou sur leur position. S'il en était autrement, la vie serait impossible. La santé consiste tout justement à vivre dans le silence physiologique des organes. Mais, en état de maladie, nos viscères deviennent douloureux. »

Douleur ou maladie ?

La douleur en fait a longtemps été confondue avec la maladie. Pas de dissociation, ni de hiérarchisation des symptômes en fonction de la gêne et de l'inconfort qu'ils pouvaient entraîner. Et ne parlons pas des douleurs chroniques qui existent depuis des mois, des années et qui, sans être forcément insupportables dans leur intensité, sans mettre en jeu l'espérance de vie, vont littéralement gâcher l'existence des patients. L'absence ou l'indigence de traitement ne permettaient déjà pas, à l'époque, d'envisager des résultats acceptables en ce qui concerne la maladie, alors pour la douleur... On avait le choix entre prendre la main du malade, compatir avec lui, le rassurer, lui mentir ou passer au suivant. L'aspirine, le paracétamol, la codéine et la morphine n'existaient pas, les antibiotiques et les corticoïdes non plus. Autant dire qu'aucune thérapeutique efficace n'était à portée de main des médecins.

C'est la progression de la maladie qui va permettre de poser le diagnostic. Le médecin est formé à l'observation de cette progression et à la prévision de son évolution tout en restant un spectateur impuissant face à la maladie et à la douleur.

Le vide thérapeutique va laisser s'exprimer des approches tout à fait particulières basées, pour certaines d'entre elles, sur le fait qu'une nouvelle douleur peut masquer la précédente. Alors pourquoi ne pas en créer une ? C'est l'ahurissant traitement de la douleur par la douleur.

Comment dans ces conditions avouer au médecin que l'on souffre ? À quoi bon parler de sa douleur si une autre survient ensuite ? Il y a là, probablement, un début d'explication de l'absence de révolte, responsable d'une certaine fatalité.

Quand les progrès de la médecine font fi de la douleur

Les premières avancées qui ont réellement transformé les prises en charge sont récentes. Les sulfamides sont utilisés à partir de 1936 et les antibiotiques peu après. Ce sont les premiers vrais traitements efficaces. De spectateur, le médecin va devenir acteur. Les nouveaux concepts induisent des pouvoirs nouveaux : le médecin peut intervenir et modifier l'évolution naturelle des pathologies. Il s'agit d'une véritable révolution culturelle qui s'opère avec des conséquences que nous subissons encore aujourd'hui. Ce nouveau pouvoir médical conduit à ne prendre en compte que l'essentiel : sauver. La douleur est négligée, on oublie qu'elle peut persister et qu'elle peut ne pas être un simple symptôme qui disparaît avec la maladie. L'infaillibilité médicale est une autre conséquence de ce pouvoir qui va, au fil des années, s'amplifier et se renforcer avec la maîtrise des nouvelles technologies médicales (scanner, IRM, navigation intracérébrale, procréation médicale assistée, chirurgie in utero ou par vidéotransmission...). Le médecin est « infaillible » et le patient y croit. Le médecin sait de quoi il souffre. Mais saura-t-il soigner, maîtriser la douleur ?

Dans l'après-guerre, les progrès à réaliser sont d'importance puisque tout reste à faire. Il faut inventer la pédiatrie, la cardiologie, l'hématologie, encourager la recherche, organiser le système de soins, construire des facultés de médecine, former des enseignants...

Cet énorme chantier va s'effectuer rapidement, les progrès seront spectaculaires, et l'on bascule en quelques dizaines d'années du Moyen Âge à l'an 2000. Se souvient-on de ces jeunes enfants qui mouraient en nombre de diphtérie dans des services qui n'étaient en rien pédiatriques ? Se souvient-on de ces patients qui mouraient de paludisme (la quinine n'existait pas) ou des douleurs épouvantables dues à la dégénérescence nerveuse causée par la syphilis ?

La douleur était alors considérée comme un épiphénomène. L'important était de sauver, y compris au prix de souffrances de quelque intensité que ce soit. Qu'elles durent ou qu'elles ne durent pas, il n'y a pas lieu de s'en occuper : le malade est sauvé, il est en vie. Le traitement est noble, le geste médical est noble, la douleur est ramenée dans ce que l'on pourrait appeler la logistique ou l'intendance, qu'elle suive ou non.

L'évolution des mentalités dans le cadre médical n'accompagne pas forcément l'évolution des progrès. Comment ne pas parler de la suspicion des aînés à l'égard de ces jeunes médecins et chercheurs de l'après-guerre qui vont marquer leur temps ? Comme Jean Bernard, futur académicien, qui, au début de sa carrière, vient présenter les résultats de ses recherches sur le traitement des leucémies à un grand patron de l'époque, un mandarin. Sa démonstration est simple et sans bavure, imparable : deux microscopes et pour chacun d'entre eux un échantillon du sang d'une jeune patiente leucémique avant et après traitement. Dans le microscope qui examine l'échantillon de l'après-traitement, on constate que les cellules leucémiques ont disparu.

– Cela prouve bien qu'il ne s'agissait pas d'une leucémie, dira le grand patron.

Incroyable conclusion.

Quand les sources mêmes de la maladie sont niées, la douleur n'a pas droit de cité. Le même Jean Bernard, jeune interne dans le service de pédiatrie du Pr Robert Debré, le père du futur Premier ministre, se souvient que personne ne s'intéressait à la douleur et aux souffrances des patients et se demande comment cela a pu être possible.

Le calvaire d'Alphonse Daudet : les écrivains, eux, en parlent !

Et pourtant les écrivains, les poètes, les peintres de cette génération et de celle d'avant s'en sont souciés, de ces souffrances. Alphonse Daudet contracte la syphilis vers l'âge de dix-huit ans. Les thérapeutiques sont alors inefficaces. La maladie ne fait que s'aggraver et atteint le système nerveux, provoquant des douleurs insupportables résistantes à la morphine. L'écrivain en témoigne avec talent dans son ouvrage *La Doulou :* « Il Crociato. Oui, c'était cela, cette nuit. Le supplice de la Croix, torsion des mains, des pieds, des genoux, les nerfs tendus, tiraillés à éclater. Et la corde rude sanglant le torse, et les coups de lance dans les côtes. Pour apaiser ma soif sur mes lèvres brûlées dont la peau s'enlevait, desséchée, encroûtée de fièvre, une cuillerée de bromure iodé, à goût de sel amer : c'était l'éponge trempée de vinaigre et de fiel. Et j'imaginais une conversation de Jésus avec les deux larrons sur la douleur. » L'auteur du *Petit Chose* ajoutait : « D'abord à quoi servent les mots ? Pour tout ce qu'il y a de vraiment senti en douleur, ils arrivent quand c'est fini, apaisé. Ils parlent de souvenirs impuissants ou menteurs. »

Syphilis et alcoolisme sont les grandes maladies du XIXe siècle, deux terribles fléaux pourvoyeurs de grande souffrance. Les douleurs des neuropathies alcooliques sont connues depuis longtemps, parfaitement décrites dans *Le Docteur Pascal* d'Émile Zola. Il n'existe pas à cette époque de thérapie pour les traiter ou bien elle n'est pas disponible pour tous, que ce soit en raison de son coût ou parce qu'elle n'est pas encore mise au point. L'inégalité des soins et leur inaccessibilité sont flagrantes. Les douleurs neurologiques entraînées par l'intoxication alcoolique sont fréquentes. Toulouse-Lautrec comme Baudelaire, qui meurt paralysé et aphasique à quarante-six ans, en sont atteints. Ils seront traités par de la morphine.

Pendant les dix années de sa présidence, le général de Gaulle invitait tous les six mois les sommités de la médecine pour évoquer avec eux les grands problèmes en matière de santé du moment, identifier les besoins sanitaires de la population et cibler les priorités de santé publique. À aucun moment, la souffrance des malades n'a été abordée. On ne commencera à en parler qu'en 1995 et, on l'a vu, un premier plan gouvernemental de lutte contre la douleur sera mis en place par Bernard Kouchner en 1998. Seulement en 1998, alors que les gens souffraient depuis la nuit des temps !

La douleur dans l'Histoire

Au travers des siècles, dans ce qui nous reste des témoignages des hommes qui ont marqué leur époque, on retrouve, malgré les découvertes incessantes, des obstacles et des freins importants à la mise en place des traitements de la douleur.

Pourtant, ce combat n'a pas échappé à la haute Antiquité. Trois mille ans avant Jésus-Christ, les Sumériens connaissaient déjà l'opium. Le papyrus d'Ebers, en Égypte, décrit une préparation d'opium utilisée comme sédatif chez les enfants qui pleurent. Le mot opium vient du terme grec qui signifie simplement « jus ». Homère signale la culture du pavot dans des jardins au VIIIe siècle avant Jésus-Christ. Le médecin grec Claude Galien, au IIe siècle de notre ère, prescrit comme médication antidouleur, principalement pour les céphalées, la fameuse « thériaque » qui associe du vin, du miel et de l'opium. Cette préparation traverse les siècles sans une ride. Elle est censée soulager non seulement les douleurs, mais aussi les fièvres et les dysenteries. Elle sera largement utilisée en France dans les provinces. Ronsard, Richelieu en prendront. Après la Grèce, Rome, l'opium arrive en Perse et en Inde grâce aux marchands arabes. Les médecins arabes prescrivent l'opium pour traiter les diarrhées. L'un d'entre eux, Paracelse, en fait une teinture : la teinture d'opium. Le suc de pavot pénètre peu à peu en Occident grâce aux croisades et dans des contrées plus lointaines en raison du rôle capital de Venise. Au Moyen Âge, l'opium est couramment fumé en Orient. En revanche, durant cette période, quelle que soit sa préparation, l'opium n'est guère utilisé ailleurs, peut-être en raison de ses effets indésirables. En dehors d'une somnolence, d'une sensation d'indifférence à l'entourage et de constipations, les effets secondaires principaux restent l'accoutumance ajoutée à la dépendance physique et psychique.

En 331 avant Jésus-Christ, Alexandre, ayant conquis le monde, a fondé en Égypte la ville qui porte son nom. Un nouveau foyer de culture hellénique est né : l'école d'Alexandrie. Hérophile, Erasistrate, qui furent les premiers organicistes de la douleur, profitent de leur arrivée en Égypte pour pratiquer des dissections sur des condamnés vivants. Ils formulent la notion de nerfs et identifient sept paires de nerfs crâniens et leur rapport avec la moelle et le cerveau, et essayent aussi de comprendre les mécanismes de la douleur.

Celse, qui vécut au Ier siècle sous le règne de l'empereur Tibère, définit la douleur, comme l'avait fait Hippocrate cinq cents ans avant lui, comme un processus qui permet de poser un diagnostic. Ce n'est pas un signal d'alarme, mais elle annonce l'évolution d'une maladie. C'est Celse qui décrit le premier les signes de l'inflammation – rougeur, chaleur, douleur et tumeur – qui sont encore considérés aujourd'hui.

Arétée de Cappadoce est le premier à aborder la douleur comme un symptôme et fait la différence entre la douleur aiguë et la douleur chronique. Il décrit, avec une grande rigueur, une nouvelle sémiologie qu'il nomme céphalée, céphalalgie, migraine. Les thérapeutiques sont peu nombreuses, ce qui permet à Cicéron d'affirmer que « seule la mort peut mettre fin aux plus vives douleurs ».

Pour Galien, qui vécut, nous l'avons dit, au IIe siècle après Jésus-Christ, la douleur est une composante du toucher. Il lui donne une place importante, la rend responsable du tact et de la sensation thermique, et la considère comme un élément essentiel du diagnostic. La douleur est utile et participe à l'apprentissage et à la survie de l'espèce.

Avec le Moyen Âge, la médecine arabe se développe considérablement et va constituer un élément capital du renouveau de la médecine occidentale : ses données seront transmises aux générations suivantes et seront très riches d'enseignement, principalement en matière de pharmacopée concernant les « médicaments qui calment », tel l'opium. Pour Avicenne, médecin et philosophe, la douleur va aider au diagnostic en signalant le territoire atteint.

Mais c'est avec Montaigne dans les *Essais* et le *Journal de voyage en Italie* que la douleur physique devient une notion insoutenable. Avec le philosophe bordelais, le droit d'exprimer la douleur et d'essayer de s'en séparer prend toute son importance : « Le n'avoir point de mal, c'est le plus avoir de bien que l'homme puisse espérer. »

Ambroise Paré, au XVIe siècle, utilise les ligatures et les compressions comme moyens d'anesthésie, en particulier pour les amputations.

Le XVIIe siècle voit la montée en puissance de la médecine anglo-saxonne. William Harvey découvre la circulation sanguine. Les travaux de Thomas Willis sur l'anatomie du cerveau vont permettre une meilleure compréhension des mécanismes en cause. Et les recherches de Thomas Sydenham sur la préparation du laudanum (contenant 1 % de morphine) vont être utilisées pour les traitements des douleurs et de l'hystérie.

L'époque de la Révolution française va marquer un tournant dans l'évolution des mentalités. Le chirurgien lyonnais Marc Antoine Petit en témoigne en déclarant le 5 brumaire 1791 devant l'Assemblée constituante :

– Le pire ennemi de l'homme est la douleur et il faut la combattre.

Cette prise de position politique et humaniste va non seulement modifier les comportements, mais se révélera porteuse de démarches scientifiques tout à fait révolutionnaires, pour le plus grand bien des patients, même si ces idées auront énormément de mal à passer dans la pratique médicale. En effet, les produits anesthésiques sont nés, mais la découverte du protoxyde d'azote par Humphrey David et de l'éther en 1819 par Faraday ne va pas empêcher des prises de position mettant clairement en exergue les réticences de certains.

– Lutter contre la douleur n'est que chimère ! s'écrie Velpeau, grand chirurgien de l'époque.

Tandis qu'un de ses confrères ajoute :

– L'anesthésie va tuer le métier chirurgical, car elle supprime le tempérament d'airain nécessaire au chirurgien devant la vue de la douleur.

Boston, janvier 1845. Le dentiste Wells réalise devant le célèbre chirurgien américain Warren, au Massachusetts General Hospital, une démonstration des pouvoirs anesthésiants du « gaz hilarant » qui deviendra plus tard célèbre. Mais le malade programmé pour une amputation et pour lequel Wells avait prévu une certaine dose s'est décommandé. Celui qui se présente à lui est obèse et alcoolique et doit se faire arracher une dent. La dose de gaz hilarant n'est pas assez importante, vu la corpulence de l'individu. La démonstration de Wells se solde par un échec retentissant. Il ne peut prouver l'efficacité de son produit.

Un an plus tard, l'assistant de Wells, Morton, réalise la première anesthésie de l'histoire en utilisant de l'éther sulfurique. Réussite totale, réalisée devant la faculté au grand complet : l'histoire lui attribue la paternité de l'anesthésie générale. Un destin tragique emporta pourtant ces deux hommes qui se sont querellés toute leur vie pour avoir la reconnaissance de cette application. Wells se suicidera en utilisant le chloroforme et Morton, atteint de délire de la persécution, mourra en 1868. Ironie du sort, Jackson, le chimiste qui fournit l'éther sulfurique à Morton, meurt interné dans le service de psychiatrie du Massachusetts General Hospital en 1880. La saga de l'anesthésie à peine naissante est déjà auréolée de drames.

Une étape fondamentale est cependant franchie. La douleur chirurgicale n'est plus tolérée. La reine Victoria elle-même est endormie au chloroforme par Simpson pour l'accouchement de Léopold, son troisième enfant Une technique qui s'appelle depuis « anesthésie à la reine »...

Souffre et tais-toi

Parmi les causes du « mépris » médical de la douleur, l'idée de rédemption par la souffrance n'est pas la moindre. Avec l'expansion du christianisme et Ignace de

Loyola, aux XVe et XVIe siècles, les notions de douleur rédemptrice se sont développées. « Souffre et tais-toi... » Héritage de la civilisation judéo-chrétienne, pour qui la souffrance est aussi rédemption. Une posture que tous les médecins devraient récuser. Car la souffrance métaphysique ne doit pas déborder sur la douleur physique. Nul besoin de se flageller pour exister. Les progrès de la médecine sont tels, avec l'approche psychanalytique ou l'analyse émotionnelle, que l'on s'aperçoit de plus en plus que le corps a besoin de bonheur, de jouissance, pour que l'esprit et, au-delà, l'amour s'épanouissent.

Les rapports à la douleur de l'Église ont certes changé. Mais la *nécessité* de la souffrance perdure, la souffrance comme matrice de rachat, comme porte de salut, comme marque de dévotion.

Je me souviens de la réflexion de Mgr Veuillot, archevêque de Paris, qui souffrait d'un cancer avec des douleurs intenses. À la veille de sa mort, il prononça des paroles étonnantes qui prenaient à contre-pied toute la pensée chrétienne sur la souffrance.

– Nous savons faire de belles phrases sur la souffrance. Moi-même j'en ai parlé avec chaleur. Dites aux prêtres de n'en rien dire, nous ignorons ce qu'elle est. J'en ai moi-même pleuré.

Une phrase qui a plongé dans la réflexion nombre de dignitaires religieux. Il n'empêche, la *nécessité* de la souffrance demeure.

Deuxième frein au progrès du traitement de la douleur : l'indifférence des soignants. Longtemps, pour des raisons obscures et en même temps inhérentes à l'exercice de leur profession, les médecins se sont refusés de traiter la douleur isolément. L'une des raisons tient à ce que la douleur a toujours été une expérience individuelle, avec des variantes d'une époque à l'autre. Au fil du temps, on ne lui a pas accordé la même considération, la même importance.

Résultat : l'homme en général a fini par accepter sa douleur, d'abord parce qu'elle faisait partie d'un héritage socioculturel, et ensuite parce qu'il n'existait aucun moyen, ou si peu, de la soulager.

J'ai en tête, depuis mes études, une maxime, que sans doute nombre de mes confrères médecins ont également retenue : « C'est faire œuvre divine que d'apaiser la douleur » (*Opus divinum est sedare dolorem*).

Si la douleur n'a jamais été prise en compte dans sa totalité, c'est pour deux raisons. D'une part, parce qu'elle était considérée comme un moyen de salut ; d'autre part, parce qu'il n'existait que peu de traitements pour la soulager. D'abord salut de l'âme, rachat de l'existence par la coercition physique, rédemption par la pénitence du corps. « Tu enfanteras dans la douleur », dit la Bible. L'enfantement doit donc s'accompagner d'une peine physique. Peine physique que ressent bien souvent le nouveau-né, dans sa chair d'abord, et dans le rappel incessant, pendant son enfance, de l'accouchement douloureux. La souffrance est inscrite dans le code des valeurs de notre civilisation, comme élément de vertu et démonstration courageuse. Cette notion touche en fait à la fatalité : c'est une résultante de siècles d'obscurantisme où le concept de souffrance découle d'un aveu d'impuissance et d'une absence d'avenir.

Ainsi a-t-on pu entendre François Magendie, le professeur de Claude Bernard, proclamer en séance plénière de l'Académie de médecine, le 12 janvier 1847, en réponse à la présentation des premiers résultats de Joseph Malgaigne sur l'insensibilisation par l'éther :

– Qu'un malade souffre plus ou moins, est-ce que cela est d'un grand intérêt pour la médecine ?

Déni de la douleur, ou plutôt acceptation, car nécessité de la souffrance pour le salut... La médecine s'en est trouvée inhibée, au point de laisser de côté la souffrance des hommes dans leur esprit et dans leur corps. Sans doute au point que des malades ont dû refuser de se faire soigner. À croire que la douleur est moins noble que la connaissance des pathologies découpées en fonction des organes ou la maîtrise des grands syndromes.

Tout concourt, depuis des siècles, à faire que la douleur, qui est une priorité pour le patient, devienne une priorité pour les soignants. Et cependant, les barrières, les obstacles existent et seront pendant encore longtemps présents. À cet égard, le témoignage de Jean-François Deniau est édifiant. Opéré d'un cancer du poumon, l'académicien raconte dans *Mémoires de 7 vies* : « Douleur n'a pas été un mot admis facilement dans le monde médical français. Les médecins considèrent la douleur plutôt comme un signal et un réflexe qu'il ne faut pas supprimer. [...] Quand on vous enlève une partie du poumon, le chirurgien pour travailler doit passer ses deux poings dans votre thorax entre les côtes. Le réveil, annoncé par les autorités médicales comme "assez désagréable", est épouvantable. Par définition, pas question d'immobiliser la cicatrice, les poumons doivent bouger. J'ai pleuré tout seul de douleur dans mon lit, en silence. Et j'ai entendu deux médecins, qui m'ont sûrement sauvé, dire à mon chevet : "Il y a peut-être un problème de confort pour le patient." Seigneur, j'ai rarement eu des pensées homicides comme ce jour-là. Et, puisque les médecins me demandaient de parler publiquement de mon "expérience", j'en ai profité pour leur conseiller au minimum de changer de vocabulaire. »

Finalement, les temps n'ont pas tellement changé, et il

en faudra des hommes et des énergies pour faire évoluer les mentalités, car la solution est là : en matière de lutte contre la douleur, ce sont les mentalités médicales qu'il faut d'abord changer.

Les actes d'initiation : la douleur comme symbole

Nombre de sociétés traditionnelles ont recours à la douleur comme moyen initiatique, notamment pour marquer le passage à l'âge adulte. On inscrit la douleur au fer rouge dans la peau, en quelque sorte, pour souligner l'importance de ce passage. La morale est double : il faut souffrir pour entrer dans une nouvelle ère, avec une douleur comme pénitence ; et la douleur est *socialisée,* reconnue comme élément d'appartenance au groupe. Pour les Occidentaux, ces processus rituels ressemblent parfois à des séances de torture. Mais ils génèrent surtout une identité. Nombre de récits d'ethnologues relatent ainsi ces rites de passage qui se manifestent par des scarifications, des bastonnades, des tatouages, des brûlures, des amputations de doigt. Toute la communauté est reconnaissante de celui qui souffre. Souffrir, c'est alors adhérer.

Des ethnologues ont ainsi décrit longuement les pratiques de trépanation dans des sociétés d'Afrique australe qui ont perduré jusqu'à une époque récente, voici quelques décennies : on ouvrait le crâne avec un morceau de pierre pour que l'individu communie mieux avec la tribu. Dans certains clans d'Indiens d'Amérique du Nord, on lacère le dos pour symboliser l'entrée dans l'âge adulte. L'adolescent souffre énormément, puisque la peau est ouverte des omoplates jusqu'au bas du dos. La peau est marquée à vie, et le candidat au rite initiatique est sommé de ne pas prononcer une seule parole de souffrance. La tribu marque ainsi son pouvoir collectif, son empreinte sur l'homme, et l'homme en même temps atteint un certain état mental qu'autorise la souffrance. Les ethnologues et voyageurs ont souvent été étonnés par le stoïcisme de ces Indiens : pas un mot, pas une plainte. Cette endurance s'explique par l'effort extraordinaire provoqué par la valorisation : on serre les dents pour grandir, pour se purifier, pour se protéger par le rite.

La douleur est ainsi un acte de mutation. On en sort transformé.

La tolérance à la douleur observée dans certaines sociétés dites primitives permet de comprendre la dimension psychologique de la souffrance. Une « permissivité » à la douleur entraîne une plus grande résistance. L'esprit peut ainsi s'habituer, dans certaines limites de temps et de niveau. En Inde, on suspend dans certains villages des hommes par la peau du dos au moyen de crochets de métal. Le supplicié volontaire est alors promené sur un panneau de bois, la peau soulevée. Des vivats bien souvent l'acclament. Cette reconnaissance sociale permet d'accroître encore la tolérance à la douleur. Une pratique qui est autant symbolique que sociale et religieuse. Elle permet aussi aux jeunes du village de s'aguerrir aux choses de la vie, d'endosser davantage de responsabilités. La douleur résume ainsi, en un laps de temps relativement court, les affres de l'existence à venir.

Dans l'hindouisme et le bouddhisme, le karma, la loi qui régit les vies successives, donne aussi une certaine importance à la souffrance. Celle-ci est considérée comme un moyen de sauver l'âme et d'atteindre la perfection. Une forte souffrance, par exemple, peut ouvrir le chemin à une vie meilleure dans une prochaine incarnation.

La douleur « créatrice »

Je revois mes études, je réinterroge ce penchant qu'ont les grands professeurs et les pontes de la médecine à oblitérer la souffrance. Vaincre la maladie, oui, mais pas la gêne lancinante qu'elle impose ! Étudiant, tout me paraissait limpide. La médecine n'est pas une science exacte, mais elle rassure, elle offre un corpus de notions fondamentales qui sont inattaquables, elle se base sur un pragmatisme, un savoir accumulé pendant des siècles, même si elle a gommé des erreurs, des mauvaises pratiques. La douleur ? Elle n'est pas une priorité. Elle est une sous-catégorie.

Au fur et à mesure de mon parcours, de ce besoin de comprendre, nous avons été plusieurs à réaliser que nous nous retrouvons en quelque sorte formatés, nous les médecins, par l'enseignement que nous avons reçu, par les certitudes qui empêchent souvent une remise en question, par un contenu théorique, un ensemble de valeurs qui ont *déjà* évacué la douleur. On regarde les plaies, pas le regard du malade. On soigne des corps, et l'on oublie souvent les esprits. Une approche de la médecine souvent trop rationnelle, qui oublie la dimension psychologique.

Cette *permissivité* par rapport à la douleur, elle est d'abord contenue dans ses valeurs artistiques. Le romantisme a exacerbé la douleur. Baudelaire la justifie comme moyen de connaissance, comme matrice de cheminement, notamment dans *Recueillement.*

Sois sage ô ma douleur et tiens-toi plus tranquille.
Tu réclamais le Soir ; il descend ; le voici :
Une atmosphère obscure enveloppe la ville,
Aux uns portant la paix, aux autres le souci.

Pendant que des mortels la multitude vile,
Sous le fouet du Plaisir, ce bourreau sans merci,
Va cueillir des remords dans la fête servile,
Ma douleur, donne-moi la main : viens par ici.

Qui n'a pas récité ces vers des *Fleurs du mal* ? Ce poème installe davantage l'artiste dans la posture de celui qui souffre, même si là il s'agit d'une douleur nostalgique et morale, et qui existe par la souffrance. Cette attitude est belle, exaltante, exacerbe les passions et les sentiments. Elle sera prolongée par maints auteurs. Au début du XXe siècle, Julien Tepp décide de réunir un groupe d'intellectuels pour défendre la cause de la souffrance. Colette, Daniel Rops, Paul Valéry, André Gide et Paul Léautaud répondent à l'appel et signent un manifeste, le *Manifeste du doloriste*. Ils créent dans la foulée une revue, *La Revue doloriste*. L'intention est claire : « Je souffre donc je suis. » Le concept de douleur est en fait insaisissable sur le plan mental. Source de purification selon le christianisme, mise sur un piédestal par le philosophe allemand Schopenhauer qui en fait la matrice de révélation du réel, la voilà, selon Tepp, source de création et d'enrichissement du moi.

Cette passion doloriste s'est heureusement estompée. Reste qu'elle est toujours ancrée dans l'inconscient collectif. Si la douleur n'est plus revendiquée en tant que telle, comme moyen, comme vecteur de l'épanouissement, elle demeure une valeur refuge de la société, comme une référence, un code d'identification de l'individu occidental. Et cette référence a marqué, marque encore la médecine, tant dans la formation des futurs praticiens que dans l'exercice des professions de la santé.

– III –

XXe SIÈCLE : À LA DÉCOUVERTE DE LA DOULEUR ET DE SES TRAITEMENTS

Il a fallu attendre le début du siècle dernier pour qu'au moins on cherche à savoir en quoi consistait la douleur. Une approche de pure curiosité scientifique au départ, mais qui, fatalement, amènera à découvrir des traitements.

De la nociception à la chirurgie de la douleur

À l'aube du XXe siècle, les neurophysiologistes étudient la sensibilité et font progresser les connaissances de façon capitale. La douleur est une sensation qui existe à part entière. Elle est dissociée du tact, de la position des membres et de la pression. Von Frey en déduit qu'il existe des récepteurs spécifiques au niveau de la sensibilité cutanée : c'est la théorie *spécifiste* de la douleur. Un physiologiste anglais, Sherrington, prix Nobel 1932, démontre que les muscles, les viscères, les articulations ont une sensibilité : c'est la sensibilité profonde. Les pièces du puzzle commencent à se construire : on a désormais la sensibilité cutanée ou superficielle et la sensibilité profonde. Sherrington, encore lui, propose pour la première fois le terme de nociception, décrivant un système dont la fonction est d'informer l'organisme des dangers, des agressions ou des lésions, donc de tout ce qui peut avoir un caractère nocif pour l'individu, d'où l'expression « nociception » (du latin *nocere* : nuire).

C'est entre les deux guerres que vont émerger les techniques de chirurgie de la douleur. En 1940, René Leriche, auteur de *La Chirurgie de la douleur,* définit le concept d'une chirurgie centrée sur les voies médullocérébrales de la sensibilité et sur le système sympathique. Le concept de chirurgie de la douleur a considérablement évolué. Les recherches cliniques et fondamentales ont bouleversé nos connaissances. La mise en évidence des mécanismes de contrôle a ouvert un large champ d'applications thérapeutiques permettant le développement de techniques nouvelles visant à renforcer ces mécanismes. Progressivement, la chirurgie d'interruption des voies empruntées par le message douloureux (sections de nerfs, de racines, de radicelles, destruction de cibles intracérébrales) a laissé la place à des techniques conservatrices comme la neurostimulation, qui vient renforcer les circuits inhibiteurs, ou l'administration centrale de médicaments, c'est-à-dire au niveau du système nerveux central, par l'implantation de cathéters reliés à des pompes à médicaments. Nous y reviendrons plus loin.

Les avancées étaient réelles. Mais chacun travaillait de façon isolée, sans véritable communication entre les chercheurs et les cliniciens. Cette absence de rencontre participait probablement au manque d'intérêt des médecins. Première révolution en matière de prise en charge de la douleur : les congrès et séminaires internationaux permettent désormais de confronter les travaux et les résultats des uns et des autres. Même si celles-ci sont en très petit nombre, des recommandations, des stratégies sont élaborées en se basant sur les notions récentes de pharmacologie et de physiopathologie.

On l'a vu, la prise en charge de la douleur n'était pas pluridisciplinaire. Deuxième révolution : les structures de prise en charge de la douleur chronique. Des consultations spécialisées s'ouvrent. Des équipes pluridisciplinaires abordent les problèmes de douleurs des patients en prenant en compte non seulement l'aspect somatique, mais en intégrant les données culturelles, socioprofessionnelles.

La théorie du portillon

Puis d'autres théories se succèdent, car la théorie spécifiste ne peut expliquer un certain nombre de données cliniques. Dans la théorie de l'organisation périphérique, c'est le nombre de fibres et de potentiels d'action qui détermine la sensation douloureuse perçue. Dans la théorie de sommation centrale, il y a intervention cérébrale ou du système nerveux central qui amplifie le message douloureux provenant de la périphérie. En 1959, une découverte capitale est réalisée par Noordenbos, qui émet l'hypothèse que la moelle épinière n'est pas seulement un lieu de passage, mais qu'elle peut jouer le rôle d'un filtre modulant ou contrôlant le message douloureux. Il existe donc des systèmes de régulation à différents niveaux : c'est la théorie de l'interaction sensorielle. Cette découverte est fondamentale, puisqu'elle ouvre des perspectives thérapeutiques nouvelles consistant à renforcer les mécanismes inhibiteurs, et permet de différencier deux sortes de fibres qui ont des rôles inhibiteurs et facilitateurs. Dès lors, on comprend mieux la réalité des douleurs en rapport avec une lésion d'un nerf périphérique : une lésion des fibres inhibitrices favorise la transmission des messages douloureux qui passent sans être inquiétés au niveau cérébral.

En 1965, nouvelle petite révolution dans la recherche sur la douleur : le Canadien Ronald Melzack et le Britannique Patrick Wall publient leur théorie dans la célèbre revue *Science* sous le nom de « théorie du portillon », *Gate-control theory*. Elle est fondée sur les travaux de Noordenbos : les messages véhiculés par les petites fibres (fibres facilitatrices ou fibres nociceptives) et ceux conduits par les grosses fibres (fibres inhibitrices) convergent vers une cellule de transmission située dans la corne dorsale de la moelle épinière, appelé neurone convergent, avant d'être dirigés vers le cerveau.

En gros, pour expliquer la transmission de la douleur, on a affaire à trois neurones que l'on pourrait apparenter à trois routes. La première part du revêtement cutané et va vers la moelle épinière ; la seconde de la moelle épinière au thalamus et la troisième du thalamus au cortex, l'enveloppe du cerveau. Les deux informations, le tact et la douleur, convergent sur le même neurone, appelé donc convergent. Le véhicule « tact » passe à toute allure sur cette autoroute, et la douleur passe après. Le tact va inhiber le neurone et l'information « douleur » arrive devant une porte fermée : c'est le « *gate control* », le contrôle de la porte, qui met le seuil de stimulation à un niveau très élevé. Ce qui explique pourquoi on se masse la peau quand on se brûle : on stimule les grosses fibres du tact. Le message du tact arrivant avant la douleur, il ferme la porte à la sensation de souffrance.

La quantité de neurotransmetteurs libérée par les fibres nociceptives qui activent la cellule de transmission est modulée par des neurones appelés interneurones, qui ont donc pour fonction de moduler l'information qui vient de la périphérie. Les fibres de gros diamètre (A alpha et bêta) vont activer les interneurones et renforcer l'inhibition : le portillon va se fermer et le message va très mal passer.

La transmission du message douloureux d'un neurone à l'autre se fait par l'intermédiaire de synapses. Les différents acteurs d'une synapse sont le récepteur qui est une molécule située sur la membrane postsynaptique de la synapse (c'est la cible sur laquelle va agir le neurotransmetteur) et le neurotransmetteur lui-même qui est une substance chimique sélective du récepteur. Si le récepteur est une serrure, le neurotransmetteur en est la clé.

En définitive, ce siècle est fructueux dans le domaine de la recherche sur la douleur. Et les neuropharmacologues ne sont pas en reste.

De grandes découvertes neuropharmacologiques vont en effet permettre de mieux comprendre les données de la neurophysiologie.

La guerre du Vietnam et les récepteurs opioïdes

Trouver la clé et mettre en évidence la serrure, tels sont les deux grands défis que vont relever plusieurs équipes de chercheurs dans le monde. Ces travaux de recherche se sont déroulés dans des conditions qui font évoquer celles d'une grande aventure moderne avec son lot de coïncidences, de surprises, de chances et de compétitions.

En 1973, trois laboratoires, celui de Candace Pert et Salomon Snyder de l'université John Hopkins de Baltimore, Eric Simon de l'école de médecine de l'université de New York et Lars Terenius de l'université d'Uppsala en Suède mettent en évidence, quasi simultanément, l'existence de récepteurs spécifiques aux opiacés dans le corps humain, et notamment de la morphine. Ils sont dits spécifiques car ils ne réagissent qu'aux opiacés, les autres substances restant inactives. Comme toujours dans de tels cas, cette découverte importante remue le monde scientifique et chacun en revendique la paternité. Quoi qu'il en soit, il est particulièrement intéressant de constater que certains grands travaux sont le résultat de démarches initiales qui étaient très éloignées de la thématique de recherche.

À cette époque, alors que Richard Nixon est président des États-Unis, les Américains sont embourbés dans la guerre du Vietnam. La consommation de drogue est un véritable fléau parmi les GI's : les soldats consomment de l'héroïne partout, dans la boue des tranchées, dans la jungle, les bases arrière, mais aussi dans les grands camps de Saigon et de Da Nang où les jeunes recrues à peine arrivées tombent déjà dans les bras de la poudre blanche. Les élections présidentielles approchent et Nixon décide alors de mettre en œuvre un plan de lutte contre l'héroïne et fait voter au congrès des crédits importants. C'est ainsi que le laboratoire de Salomon Snyder à Baltimore a été doté de budgets conséquents issus de crédits militaires...

Encouragé, porté par ce financement énorme, Salomon Snyder continue ses recherches de plus belle. Il focalise l'attention de ses équipes sur les derniers travaux concernant les récepteurs spécifiques aux opiacés.

Ces récepteurs sont individualisés chez tous les vertébrés. Plusieurs d'entre eux sont mis en évidence par les nouvelles recherches. Les trois principaux sont appelés mu, delta et kappa. Mais là encore les choses ne sont pas aussi simples, et plusieurs sous-types de récepteurs sont décrits : mu 1, mu 2, kappa 1, kappa 2... L'identification de sous-types de récepteurs a permis d'envisager plusieurs pistes, qui peuvent avoir des conséquences très importantes dans la pratique quotidienne. En effet, on pouvait espérer trouver la substance antalgique idéale, celle qui possède un délai d'action court, une durée d'action longue et surtout l'absence d'effets secondaires, parmi lesquels l'accoutumance. Or, c'est un effet secondaire classique de la morphine. Cette accoutumance induit la nécessité d'augmenter les doses de médicaments pour obtenir un résultat identique à celui obtenu au début du traitement. Seulement voilà, dans certains cas, l'augmentation des doses entraîne l'augmentation des effets secondaires. Heureusement, il existe des sous-types de récepteurs, intacts, ouverts à d'autres substances. Et dans ce cas, au lieu d'accroître les doses, on change de produit, ou l'on prescrit conjointement la morphine et un autre médicament, qui va agir sur un autre récepteur. Cette façon de procéder permettrait de diminuer les phénomènes d'accoutumance. En pratique médicale, on l'a baptisée « la rotation des opioïdes ». Cette stratégie est nouvelle en France. En 2000, seules quelques équipes spécialisées l'ont adoptée. Soit vingt-sept ans après les recherches de l'équipe de Salomon Snyder...

– *La découverte des endorphines : une révolution*

Mettre en évidence des récepteurs à une substance chimique qui n'existe pas dans l'organisme paraît être sans logique. Mais il n'y a pas de hasard, et s'il y a une logique, cela suppose qu'il existe une substance endogène capable de se coupler au récepteur. L'organisme est donc capable de synthétiser une molécule architecturalement proche de la morphine. Il y aurait donc des morphines endogènes.

De ce raisonnement empirique, qui n'est pas rigoureusement scientifique, va déboucher la découverte des endorphines.

En 1975, soit deux années après la mise en évidence des récepteurs, Hans Kosterlitz, professeur de pharmacologie à l'université d'Aberdeen, et John Hughes, son directeur de laboratoire, isolent dans des cerveaux de porcs une substance endogène qui se comporte comme un morphinique. Ils la dénomment enképhaline, du grec « dans la tête ». Ils identifient deux peptides : la méthionine 5-enképhaline et la leucine 5-enképhaline. L'équipe de Snyder travaille ensuite sur des cerveaux de bœufs, ils arrivent aux mêmes conclusions. Et bientôt, les enképhalines sont retrouvées dans le système nerveux central partout où il y a des récepteurs opiacés. Donc chez l'homme aussi. On comprend mieux le mécanisme d'action de la morphine, qui reproduit l'action des enképhalines en bloquant la transmission des informations nociceptives.

La démonstration est faite : il existe des opioïdes présents dans le corps humain, et ils sont nombreux. Cela aussi est une petite révolution : le corps produit donc ses propres calmants. Depuis cette découverte, une vingtaine de ces opioïdes endogènes ont été isolés. Toutes les équipes spécialisées dans ce domaine entrent dans une course qui aboutit en 1976 à la découverte des endorphines. Là encore, plusieurs arrivent simultanément à des résultats semblables : Avram Goldstein de l'université de Stanford, C.H. Li de San Francisco, et un Français, Roger Guillemin, prix Nobel qui œuvre à l'université de La Jolla de San Diego en Californie.

Toutes ces découvertes fondamentales ont largement aidé à comprendre les mécanismes mis en jeu dans la nociception, mais n'ont pas vraiment révolutionné les pratiques quotidiennes de prise en charge de la douleur. En effet, on pouvait attendre de ces travaux la naissance de nouveaux médicaments antalgiques. Vingt-sept ans plus tard, des millions de dollars dépensés, le médecin dans son cabinet n'a pas vraiment de médicament issu de ces travaux. C'est ainsi que Salomon Snyder a pu déclarer : « Malgré des efforts intenses au cours des dernières années, personne n'a découvert d'agent qui soulage la douleur aussi efficacement que l'opium. »

Enfin, récemment, l'introduction de la biologie moléculaire a permis d'envisager une véritable cartographie des voies anatomiques de la douleur, en utilisant des marqueurs des neurones activés par des stimulations nociceptives (marquage par des proto-oncogènes tels que le gène C-Fos).

Les différentes perceptions de la douleur : à prendre en compte par le médecin

La perception de la douleur dépend aussi de facteurs culturels. Les valeurs chrétiennes font que dans les sociétés occidentales la douleur est perçue comme un moyen de salut, on l'a vu. Ce qui force certains patients au silence. Condamnés à ne pas dire un mot pour mieux accepter leur destin. Sauf que parfois cette situation conduit au drame intérieur, à une souffrance indicible que nul ne peut partager.

Mais il faut souligner aussi que les systèmes de protection sociale participent bien souvent dans les pays occidentaux au soulagement de la souffrance, par un arrêt de travail, un repos avec salaire maintenu, des conditions de vie aménagées. La douleur peut ainsi s'accompagner de toute une série de mesures, voire d'avantages. Dans les pays du Sud, la douleur n'entraîne généralement aucun avantage. Le regard des autres sur la souffrance des uns n'est parfois qu'indifférence. La douleur devient banale, élément parmi tant d'autres d'une vie frugale, dure.

Je me souviens de ce paysan du Cambodge transporté sur une civière. Il vient d'être amputé et mon collègue cambodgien, Vichet, de l'hôpital de Phnom Penh, me raconte l'opération : le paysan, qui a sauté sur une mine dans son champ, était conscient. Pas d'anesthésie générale, trop chère, et de toute façon il fallait faire vite. Pas question dès lors de le transporter à Phnom Penh, il fallait le traiter sur place. Quand le brancardier, qui remplit la fonction de chirurgien et d'infirmier à la fois, a aspergé la plaie avec de l'alcool à quatre-vingt-dix degrés, le paysan est resté stoïque, avec un semblant de grimace. Comme si la douleur était attendue depuis longtemps, comme si ce Cambodgien, qui connaissait le problème des mines, s'était préparé à cette épreuve. Une douleur relativisée aussi par les valeurs bouddhistes...

Autre exemple de cette différence de perception de la douleur selon les sociétés ou les valeurs culturelles : l'accouchement. Un moment où, précisément, la douleur est extrêmement intense. Mais elle s'accompagne, hormis les accidents, d'un événement heureux, qui relativise la souffrance. Une étude américaine a été conduite voici quelques années sur deux groupes de femmes d'origines différentes, des Américaines d'origine italienne et d'autres d'origine irlandaise. Dans le premier groupe, on dénote un comportement plutôt ostentatoire : les femmes crient, sont exubérantes. Presque du théâtre ! Dans le second groupe, les parturientes sont plus réservées, se concentrent dans le silence, avec des gestes et des mimiques pour s'exprimer. Les Italiennes dans l'accouchement tendent plutôt à communiquer, ce qui correspond au mode de vie transalpin, plus « ouvert » sur l'extérieur, plus communicatif avec le monde social ambiant. Pour les Irlandaises, moins sujettes à l'exubérance, la communication est plus réduite et l'expression de la douleur devient ainsi davantage pudique, se ramenant à l'essentiel, sans gestuelle démonstrative. Le lien entre type de communication dans une société donnée et expression de la douleur est donc patent, du moins dans le domaine de l'accouchement.

Douleur, origines et culture : une source de réflexion

Le Dr René Leriche, chirurgien pendant la Première Guerre mondiale, avait déjà soulevé quelques questions à ce sujet... En soignant les grands blessés, il avait tracé quelques lignes sur les attitudes culturelles face à la douleur. « La sensibilité physique des Français, écrit Leriche, n'était pas exactement celle des Allemands ou des Anglais. Il y avait surtout un abîme entre les réactions d'un Européen et celles d'un Asiatique ou d'un Africain. À la demande expresse d'un entourage russe, très aristocratique, m'affirmant qu'il était inutile d'endormir certains cosaques pour les opérer parce qu'ils ne sentaient rien, j'ai, un jour, quelque répugnance que j'en eusse, désarticulé sans anesthésie trois doigts et leurs métacarpiens à un blessé russe et tout le pied à l'un de ses camarades. Ni l'un ni l'autre n'eut le moindre frémissement, tournant la main, levant la jambe à ma demande, sans faiblir un instant, comme sous la plus parfaite des anesthésies locales. »

En 1952, le chercheur Marc Zborowski a mis en évidence l'influence de la culture sur la perception de la douleur. Son enquête est particulièrement intéressante. Cent quarante-six patients hospitalisés de différentes origines – italienne, juive, irlandaise ou américaine – se prêtent au jeu : décrire leur relation à la douleur. Les réponses sont surprenantes, elles divergent énormément en fonction des racines et de l'environnement de l'individu. Les perceptions de la souffrance dépendent de toute une panoplie de facteurs, relatifs à l'enfance, à l'environnement familial, aux tabous, aux codes sociaux, aux rapports à la violence. Selon l'étude remarquable de Zborowski, les patients d'origine italienne ou les Juifs d'Europe de l'Est présentent des similitudes dans leurs réactions, avec des sensibilités assez proches et beaucoup d'émotivité. Des malades qui font tout pour attirer l'attention du personnel soignant et de la famille. Les proches sont ainsi directement intégrés au spectacle de la souffrance.

Le second groupe présente cependant des points de divergence : les patients d'origine juive considèrent la douleur comme un élément négatif, source de peur, d'angoisse, de craintes de l'avenir. Un comportement qui pour Zborowski est directement lié au drame de la Shoah. Une histoire du peuple juif faite « d'interactions tragiques avec un monde hostile dans lequel il fallait d'abord compter sur soi et sa famille en matière de vie ou de mort ».

Pour les Italiens, l'attitude face à la douleur est totalement différente. Ce qui compte, ce n'est pas tant la maladie que la souffrance, toujours selon Zborowski. Lorsque la douleur cesse, les plaintes s'arrêtent et le sourire revient. Même si l'atteinte organique, source de la souffrance, perdure. Si les patients d'origine juive refusent parfois de prendre un analgésique, c'est parce qu'il ne fait que soulager la souffrance sans soigner la cause du mal. Et s'ils en prennent, l'inquiétude demeure. Les malades d'origine italienne, eux, préfèrent en abuser.

J'ai lu et relu cette étude. Elle est profondément révélatrice du comportement face à la douleur : tout dépend des origines, d'une attitude socioculturelle face à la souffrance. Un certain niveau de la douleur est acceptable pour tel individu issu de telle société et non acceptable pour un autre. Cela paraît simple, et c'est simple, mais la médecine a pris énormément de temps pour se rendre compte de cette évidence. Or elle est fondamentale pour mieux comprendre la douleur, la soulager, l'expliquer aussi aux patients. Non que cette conclusion permette de mieux accepter le mal, mais elle autorise une perception différente. Elle entraîne une pratique autre de la médecine. Pour les groupes étudiés par Zborowski par exemple, les patients d'origine italienne entretiennent une relation de confiance avec le médecin. Tandis que les seconds, d'origine juive, restent méfiants et distants, sceptiques face aux soins puisque ce qui compte est la disparition de la maladie avant le soulagement de la douleur. Les plaintes, l'expression de la douleur, sont les mêmes mais pour des motifs différents.

L'attitude est encore différente pour les patients d'origine anglo-saxonne. La plainte, le gémissement sont en effet considérés comme impudiques, indignes de l'être humain. L'attitude idoine consiste donc à « encaisser » au maximum la douleur, à la taire, avant de l'exprimer. Cette attitude doloriste fait que la souffrance est exprimée différemment par le patient et donc perçue différemment par le médecin. À celui-ci de décrypter. Ce type de patient va analyser sa douleur, l'extérioriser mais d'une manière distante, technique. Il n'y a pas d'expression ostentatoire. Tout se fait dans le silence et la discrétion. La sortie de la douleur ? Le malade pense qu'elle se fera à force de patience et de stoïcisme. Ne surtout pas montrer son émotion et souffrir dans la solitude afin de ne pas incommoder les autres par ce spectacle et de trouver les ressources au plus profond de soi.

Des attitudes semblables ont été observées chez les Américains d'origine irlandaise catholique : la même réserve et volonté de solitude. Ce qui compte pour ce groupe, ce n'est pas tant la douleur que la perte de travail et d'activité physique qui en résulte. « Les malades irlandais représentent la population la plus triste et la plus dépressive, soutient Zborowski, manquant de l'optimisme de l'Américain de souche, du support familial du Juif, et de l'orientation sur le présent de l'Italien, le patient irlandais est soucieux, susceptible, et effrayé par les effets actuels et à venir de sa condition douloureuse. »

Alpinistes anglais et sherpas népalais : le seuil de tolérance

Dans les années cinquante, deux physiologistes, Mountcastle et Beacher, se sont rendus dans l'Himalaya afin de suivre une expédition britannique. Ils s'intéressent particulièrement aux porteurs népalais, les sherpas, dont les charges de vingt à quarante kilos sont très difficiles à porter, en raison de la déclivité et de l'altitude. Pour peaufiner leur étude, ils demandent d'abord aux alpinistes anglais et aux porteurs népalais de se livrer à des petits tests afin d'établir le seuil de sensation, grâce à des poils de calibres différents qui effleurent la peau. Ce seuil est identique pour tous. Puis Mountcastle et Beacher mesurent le seuil de perception de la douleur, c'est-à-dire le seuil à partir duquel une sensation devient douloureuse. Là, les différences sont troublantes : les Népalais résistent beaucoup mieux à la douleur. Ou plutôt leur seuil est atteint par une sensation plus forte que celle des Britanniques. Des différences qui s'expliquent probablement et incomplètement par l'endurance des Népalais, mais aussi leur alimentation, l'habitude du froid, l'éducation, une exposition répétée depuis l'enfance à la douleur.

*
* *

Ces constats, je les garderai toujours en tête. Surtout face à un souffrant. Que passe-t-il sous silence ? Veut-il prouver quelque chose en serrant les dents ? La douleur va-t-elle lui servir à transmettre un message, à ses proches ou au médecin ? Et pourtant, les circuits de la douleur sont les mêmes, qu'il s'agisse d'un Cambodgien, d'un Français, d'un Malien, d'un Irlandais ou d'un Népalais. Mais c'est le ressenti qu'une médecine « humaine » ne doit pas négliger.

– IV –

LE SAMU OU LA DOULEUR EN DIRECT

Le Samu, le Service d'aide médicale d'urgence, dans lequel je me suis engagé, a été pour moi une expérience dure et forte qui m'a motivé davantage encore pour le combat contre la douleur. Le Samu, cette forme mobile du service d'urgence qui se rend auprès du malade, m'a plu dès le premier jour. Il offre la possibilité de porter une assistance souvent vitale à celui qui en a besoin et de soulager les premières douleurs, parfois les plus fortes : accident de la voie publique, infarctus du myocarde, œdème du poumon, overdose, tentative de suicide par pendaison, coma, accident de chantier, blessure par arme blanche ou par balle. Dans ces circonstances, le médecin doit écouter, prendre conscience, souvent très rapidement, des conditions de ce qui s'est déroulé quelques minutes avant son arrivée, mesurer le degré de l'urgence et de l'importance de la souffrance, examiner le patient et prendre obligatoirement des décisions qui seront lourdes de conséquences.

« Le risque nécessaire de la minute qui vient », cette réflexion du philosophe Vladimir Jankélévitch, combien de fois l'ai-je vécue ! Toute la nuit, les appels succèdent aux appels, quelques minutes de sommeil, on frappe à la porte, et l'on repart dans l'obscurité toutes sirènes hurlantes pour un hypothétique AVP (accident sur la voie publique) ou une TS – tentative de suicide. Au début, le stress empêche de fermer l'œil, puis les gardes succédant aux gardes, il faut s'économiser et l'on apprend à dormir seulement quelques minutes. De toute façon, on n'a pas le choix.

Le stress, c'est surtout dans le camion du Samu. On ne sait pas exactement ce que l'on va découvrir : une fausse urgence (un patient et sa famille qui se sont affolés ou un suicide réussi), une urgence banale (une fracture, un infarctus du myocarde, une overdose), une urgence hors norme (un membre arraché, des blessés par arme à feu dans un règlement de comptes, un arrêt cardiaque venant de se produire, un conducteur ou un passager incarcéré dans un véhicule), ou bien encore une future urgence (Groupe d'intervention de la gendarmerie nationale prêt à intervenir dans une prise d'otages par exemple, désespéré réfugié sur un toit qui menace de sauter, individu qui est retranché avec un fusil et qui tire dans la rue...). On connaît le message d'appel en partant, mais on ignore la gravité de la situation. Il faudra prendre des décisions et on est seul pour les prendre.

Au début, le jeune médecin est stagiaire. Il regarde, il écoute, il aide sous la responsabilité d'un *senior*. Puis le stagiaire devient *senior*, et c'est à lui que les policiers, les pompiers sur place, l'infirmier et le stagiaire demanderont ce qu'il faut faire. Il y a peu de place pour la discussion. Il faut agir : un arrêt cardio-respiratoire, une hémorragie artérielle ne demandent pas de discours. Les gestes sont précis et rapides. Chacun a un rôle bien défini et sait ce qu'il a à faire. Seule l'urgence qui n'est pas vitale à la minute permet au médecin de réfléchir.

La première fois que l'on est lâché seul, on s'en souvient. Je revis souvent ce rude baptême au présent. Je n'en mène pas large et je compte sur l'expérience de ceux qui m'accompagnent. Le premier appel concerne un homme blessé étendu sur la piste d'une station-service du XVIIIe arrondissement à Paris. Arrivée dans la nuit avec les sirènes. Un attroupement. Des policiers très calmes qui empêchent quelques piétons de s'approcher. Un homme d'une trentaine d'années est allongé, un couteau planté dans le thorax, une mare de sang autour de lui. Je l'examine. Il est mort depuis longtemps.

Deuxième appel : une overdose. Un homme jeune, sans connaissance, gît sous une porte cochère. C'est un couple rentrant à la maison après une séance de cinéma qui a appelé le Samu. Quand ils ont ouvert la porte de leur immeuble qui donne sur une cour intérieure, l'homme et la femme ont entendu des bruits de voix. Un groupe de jeunes était en train de secouer celui qui était inanimé et essayait de le réveiller mais, en entendant arriver le couple, ils ont pris peur, les ont bousculés et se sont enfuis en laissant leur camarade à terre.

Overdose... Le camion brûle les feux rouges... Les sirènes... Il me reste quatre minutes avant d'être sur les lieux. Je me répète pour la troisième fois ce que je dois faire, les gestes d'urgence, les précautions, dans quel ordre. Et l'on arrive sur les lieux.

Insuffisance respiratoire aiguë, six respirations par minute. Je soulève ses paupières, les pupilles sont serrées, une trace de piqûre au pli du coude : c'est bien une overdose. L'infirmier met le jeune homme sur le côté, prépare une voie d'abord veineuse et emplit une seringue avec un antidote. Je prends une veine et injecte le produit. On contrôle la respiration. Je me relève et prends un grand bol d'air frais. Je sais que le médicament va agir, que dans le cas de ce garçon il n'est pas trop tard. Il suffit d'attendre. Quelques minutes plus tard, sa respiration devient ample, et la fréquence normale. Il se réveille.

Malheureusement, des cas comme celui-là ne sont pas légion. Combien de douleurs physiques pour les blessés, les victimes et combien de souffrances pour l'entourage, les amis et la famille !

Troisième appel, accident de la circulation sur le périphérique : moto contre voiture. La nuit est déjà tombée en ce mois de décembre et il fait froid. La tonalité des voix à la radio laisse penser que quelque chose d'inhabituel vient de se produire. Comme une entrée dans l'horreur. Là encore, départ en trombe, avec un guidage radio pour ne pas perdre de temps. Deux minutes se sont écoulées avant notre entrée sur le périph'. Deux agents de police sont à l'avant, l'un conduit et l'autre guide. Ce dernier est en contact radio permanent avec le central et le régulateur, dont la fonction est de donner des informations les plus fidèles possible sur la situation et de trouver une place dans un hôpital dès que le médecin du véhicule aura fait un point sur l'état du patient.

Tout est inhabituel cette nuit-là, y compris l'arrivée sur le périphérique extérieur. En effet, nous entrons sur cette voie rapide à contresens, par la sortie, car la police vient de la fermer à la circulation. Porte de Pantin, porte du Pré-Saint-Gervais. Inhabituel, car évidemment on ne croise aucun véhicule, mais deux motards nous attendent et nous ouvrent quand même la route sur cette voie déserte. Des projecteurs au loin, je distingue un amas de voiture, plutôt de ferraille. Et l'horreur se rapproche, le camion du Samu ralentit, et à gauche sur la route se détache très nettement une jambe dans un jean noir… Ne pas écouter ses émotions, rester calme, se concentrer sur sa tâche médicale et sur l'inconnu qui se dessine. Je commence à mesurer l'intensité de ce qui a dû se produire. On roule à petite vitesse, et à droite une autre jambe, mais cette fois dans un jean bleu. L'instant d'un frisson intense : il ne s'agit donc pas de la même personne. Deux camions de police se sont positionnés du côté de la voie intérieure, de façon à faire écran aux voitures qui circulent de l'autre côté. Déjà, un embouteillage. Les débris d'une moto, puis d'une autre. Pièces mécaniques et charpies mélangées. Les projecteurs des camions sont dirigés sur trois corps couchés sur le bitume. Nous courons vers celui qui est le plus près. Les visages des policiers sont blancs. Je devine à leurs traits la tragédie qui m'attend. Ils me guident d'emblée vers le deuxième motard qui apparemment se livrait à une course avec l'autre conducteur de moto et son passager. Je comprends que probablement pour le premier il n'y a plus grand-chose à faire et je demande au médecin stagiaire de voir ce qu'il en est. Plus loin, un jeune homme d'une vingtaine d'années hurle de douleur, il est couvert de sang, la jambe qui lui reste est pliée à quatre-vingt-dix degrés et le pied est tourné vers l'extérieur. Un policier appuie avec son poing sur la plaie béante au niveau de son membre qui n'existe plus. L'hémorragie est contrôlée. Je l'examine rapidement et passe au troisième. Celui-ci ne respire plus, il est en arrêt cardiaque. Il n'y a plus de stress, les gestes sont professionnels, on perfuse, on ventile, on intube, un massage cardiaque est commencé. Je demande des nouvelles de l'autre : il a une voie d'abord intraveineuse et une perfusion est débutée. La situation, pour le moment, est maîtrisée.

Après plus de vingt minutes de massage cardiaque, le cœur ne repart pas, probablement en arrêt dix à vingt minutes avant notre arrivée. En désespoir de cause, un choc électrique à l'aide d'un défibrillateur, puis un deuxième et un troisième sont tentés sans succès. Il faut arrêter et s'occuper de l'autre. C'est de la responsabilité du médecin de décider s'il faut continuer ou arrêter. Je décide d'arrêter.

Entre-temps, celui qui hurlait a reçu un médicament antidouleur, il est réchauffé, il n'a plus soif, ses paramètres – pouls et tension artérielle – sont corrects. Mais il a mal, il supplie. Un traitement morphinique est entamé. Il me demande pourquoi il ne sent plus sa jambe, comment va son ami. Je passe au premier, caché sous une couverture : il est mort, son thorax est défoncé et il est décapité.

Je reviens vers celui qui a mal et je lui injecte une seconde ampoule de morphine. Ce n'est que des années plus tard que seront instituées des recommandations concernant la prise en charge et le contrôle de la douleur dans des conditions d'urgence. Je lui parle le plus calmement possible en maîtrisant l'émotion, lui demande ce qu'il fait, d'où il venait, s'il fait de la moto depuis longtemps. Il ne saigne plus et l'on peut désormais envisager son transport. C'est une règle : il faut maîtriser la situation avant de penser à un transfert. C'est pourquoi on peut être surpris d'une arrivée rapide sur les lieux d'un accident et d'un départ lent vers un centre hospitalier.

Mais dans le cas de ce soir, il faut rapidement intervenir. J'informe le régulateur de la situation, demande la venue d'un hélicoptère pour transporter le patient en chirurgie. L'hélicoptère se pose sur la chaussée et l'on emporte le blessé qui sera opéré dans l'heure.

*

* *

Le Samu fut ainsi pour moi un vécu capital et une nouvelle approche de la douleur. Décrire l'angoisse du soignant devant un patient hurlant sa souffrance est difficile à expliquer, surtout quand le soignant n'a reçu aucune formation en la matière. On se sent démuni, on en veut à la faculté qui ne nous a pas enseigné comment réagir en la matière. Ce que l'on applique est le résultat de recherches personnelles, de conseils de confrères entre deux portes ou deux tentes humanitaires, de recommandations recueillies pendant les congrès...

Les lendemains de ces nuits de garde sont toujours irréels. D'abord parce que l'on débute une journée de travail comme les autres, comme si l'on était rentré chez soi, après une nuit de sommeil, ce qui évidemment n'est pas le cas. En fin de journée, je ne peux m'empêcher de penser à ce qui s'est passé, à tous les malades, les blessés de la nuit.

La mort de Pascal : l'expérience dans la douleur

Puis les gardes succèdent aux gardes. On se « blinde », en fait on se protège. Ensuite vient petit à petit l'expérience, et le fait d'avoir eu précédemment à traiter des cas semblables vous incite à aborder avec plus de sérénité, moins d'angoisse, les problèmes auxquels on est confronté par la suite.

L'expérience s'acquiert, certes dans la maîtrise de soi, mais également dans la douleur. On ne sort pas indemne de son « apprentissage ». Le terme, en fait, n'est pas le bon, car quand on a des responsabilités, on n'est plus apprenti. Cela impose de savoir examiner, réfléchir sur des défaillances d'organes parfois multiples, ce qui complique tout. Un vieil adage consiste à dire qu'une défaillance ou une complication peut être jugulée ou contrôlée. Mais quand il y en a deux ou trois, alors on ne maîtrise plus les événements. L'engrenage s'enclenche de façon souvent péjorative et inexorable pour le patient.

L'expérience, donc, s'acquiert dans la douleur. Maîtriser un grand nombre de situations veut dire en avoir vu beaucoup, c'est avoir mis les mains dans le cambouis. L'expérience rend humble. Et cette humilité n'est pas feinte, elle n'est jamais artificielle, car elle s'est construite autour du patient et dans des cas pénibles. Ces situations d'échecs, d'erreurs, elles vous appartiennent, elles accompagnent de façon indélébile toute la carrière du médecin. Elles hantent parfois les nuits et peuvent être synonymes de découragement, de remords, de colère à l'égard de soi-même. Mais pour les patients, les autres, ceux qui vont suivre, elles auront contribué à forger un jugement plus sûr, à construire un raisonnement qui prend en charge la personne malade dans sa *globalité*. Car il n'y a pas d'un côté le physique ou l'organique et de l'autre le mental ou la psychologie.

Ces coups que l'on prend, qui font avancer, sont extrêmement éprouvants, mais ils ne sont rien par rapport aux conséquences souvent dramatiques pour les patients qui sont en cause. Ils sont sanctionnés par des événements sur lesquels on ne peut plus revenir, tels le handicap ou le décès.

C'est le plus souvent dans les conditions d'urgence que ces situations se rencontrent. Toute ma vie, je garderai en mémoire le visage de ce jeune homme de dix-huit ou vingt ans, Pascal, conduisant son cyclomoteur et renversé par une voiture en plein jour. Arrivé avec le Samu, quinze à vingt minutes après l'accident, je ne note rien d'inquiétant : il s'agit d'un banal accident de la voie publique, comme il y en a des dizaines par jour dans Paris. Pascal présente une fracture du poignet et il a mal au niveau du thorax. Je l'examine et découvre trois fractures de côtes à droite. L'auscultation et la percussion du thorax sont normales et je ne retrouve aucun signe faisant évoquer une détresse respiratoire ou un épanchement liquide ou gazeux dans le thorax. Au total, il n'y a pas d'urgence vitale. Une place est trouvée dans un grand hôpital parisien. Je discute avec Pascal qui me parle de son père, mort il y a dix ans, et de sa mère. Il vit avec elle non loin d'ici. Pascal est heureux, car il a trouvé un emploi de pâtissier dans une boulangerie. Il a peur que sa mère s'inquiète, car à cause de cet accident il va sûrement rentrer tard.

Sans nous presser exagérément, nous le conduisons aux urgences. Son dossier est transmis à l'équipe de garde et nous quittons les urgences pour rentrer à la base. Ce jour-là, il n'y a pas eu beaucoup d'appels. Mais dans la nuit, le chef de clinique de garde en chirurgie veut parler au médecin résident du Samu, et je le prends au téléphone. Il se présente et m'annonce la terrible nouvelle : le patient conduit en fin d'après-midi est décédé en début de nuit et je suis responsable, car je n'ai pas détecté « un volet costal qui a entraîné une plaie pulmonaire, une effraction pleurale, une hémorragie et un épanchement qui ont entraîné une insuffisance respiratoire aiguë et la mort ».

Quand je raccroche, je suis effondré. Ce garçon, Pascal, je m'étais pris d'affection pour lui. Le fait qu'il m'ait parlé de sa mère m'avait encore plus rapproché de lui. Je le croyais tiré d'affaire. Erreur... Je m'en veux, je suis hébété. Quelle faute ! Souvent la profession ferme les yeux sur ces drames. Moi, je ne me voile pas la face sur cette mort qui me bouleverse, suite à une erreur de diagnostic due à un volet costal – une double rangée de fractures de côtes, ce qui fait qu'une portion du thorax n'est plus solidaire de l'ensemble – mais qui *ne pouvait pas être décelé* à ce moment précis en raison de l'absence de radiographie. L'examen clinique était normal, il ne pouvait pas montrer d'anomalie, car le volet était engrené. Ce n'est que dans un deuxième temps, arrivé aux urgences de l'hôpital, qu'il s'est désengrené et a entraîné la mort de Pascal.

Certes, me rassure un confrère, l'erreur est humaine, et elle arrive même souvent dans la carrière d'un médecin. De plus, me répète-t-il, je ne *pouvais pas* déceler la double rangée de fractures de côtes.

Il n'empêche que j'ai envie de hurler.

– V –

LES CHEMINS DE MON ENGAGEMENT

Une nuit de garde comme les autres en neurochirurgie.

– C'est un extradural, dit le chef de garde en examinant le scanner pratiqué en urgence.

Il décolle les clichés du négatoscope, cet appareil destiné à regarder les radiographies, et demande au surveillant de garde de prévenir le bloc opératoire afin de préparer une salle. Le patient, Patrick, est anesthésié, l'intervention est commencée, tout se passe bien. Cette intervention est urgente, elle est simple, rapide et dans la plupart des cas sauve la vie du malade. Il s'agit d'un homme jeune, victime d'une agression à la tête une heure et demie plus tôt. Un hématome extradural est un hématome comme les autres, à la différence qu'il se produit dans la boite crânienne et que celle-ci est inextensible. Le cerveau est alors comprimé par la collection de sang et il faut évacuer celle-ci en urgence, sinon l'hématome augmente de volume et c'est la mort assurée.

L'intervention est simple, elle consiste à réaliser des trous de trépan dans la boîte crânienne en regard de l'hématome et de l'évacuer. Tout se passe normalement. C'est la troisième urgence de la nuit. Dans quinze minutes, l'intervention sera terminée et le patient placé en réanimation. La règle, à ce stade de l'intervention, est de s'assurer de la localisation du lit en réanimation. Pour cela, il faut téléphoner dans le bureau de la surveillante du bloc qui jouxte la salle d'opération. En général, il y a toujours quelques revues et des journaux médicaux posés sur ce bureau. Cette nuit-là, il y a *Impact médecin*, et tout en appelant la réanimation je feuillette ce journal et je tombe sur une annonce qui va changer mon parcours de médecin : le Conseil de l'Europe propose des bourses attribuées à des projets innovants.

Pourquoi pas un projet concernant la douleur, ce mal que l'on a oublié ? J'arrache la page, la plie et la met dans la poche du pyjama de bloc. Le malade a un lit, l'intervention est terminée. Il s'en tirera sans séquelle.

Un dernier tour en réanimation pour régler les problèmes de respirateur, de désordres hydro-électrolytiques et d'adaptation de traitement anti-œdémateux à visée cérébrale. Une urgence est annoncée, mais elle n'arrivera pas avant au moins 3 h 30 du matin. Il faut aller dormir. Ces nuits presque blanches succèdent à une journée de travail normal et une nouvelle journée commencera dans trois heures. Personne ne s'en étonne. C'est la routine.

La chambre de garde est bruyante. Par définition, elle est proche de la réanimation. Les bip-bip des appareils de contrôle et le ronronnement des respirateurs rythment le temps et l'espace. Quand on n'a que peu de temps pour dormir, on n'en perd pas. Quand on est allongé, les muscles se détendent. En général on s'endort en quelques secondes et on se réveille dans la même position. Parfois, on a l'impression d'avoir dormi des heures...

C'est décidé, dès demain je prendrai des renseignements et j'enverrai un dossier au Conseil de l'Europe.

J'essaie de m'assoupir, mais je pense à cette idée, j'y crois même de plus en plus. Malgré la fatigue, je n'arrive pas à m'endormir. C'est ridicule, moi, petit médecin, pas encore diplômé spécialiste, j'enverrais mon utopie à cette énorme institution ? Si j'en parle autour de moi, c'est sûr, on va en rire...

Les lendemains de garde, c'est un peu comme les lendemains d'une très bonne soirée. Ils ne déchantent pas, mais ils sont éreintants. Et là, je me prends à être plus optimiste que de coutume, à vouloir y croire.

Voilà l'état d'esprit. Un état de rêve. Et si cela ne se fait pas, c'est probablement parce que ce n'est pas le moment. Ce qui fait la différence, c'est l'intention, c'est la volonté de poursuivre le chemin.

Mon dossier pour le Conseil de l'Europe est bientôt bouclé et aussitôt envoyé à qui de droit. Mon ambition est de proposer un large projet sur l'étude de la douleur et les moyens à mettre en place pour la combattre.

Un matin, j'aperçois une grosse enveloppe qui dépasse de ma boîte aux lettres. C'est la première fois que je reçois un pli avec le logo « Conseil de l'Europe ». On me demande sûrement des renseignements complémentaires, j'ai dû oublier de remplir des cases. Sans trop de hâte, je déchire le bord supérieur de cette enveloppe. Je réfrène un cri d'exclamation. C'est la bonne nouvelle, celle que l'on espère sans trop l'espérer... La Communauté européenne m'a répondu et c'est *OUI* !

Je n'ose pas en parler autour de moi : cela ferait prétentieux. Mais je suis heureux de la réalité. Enfin je vais pouvoir approfondir mes connaissances et savoir ce qui se passe dans le reste du continent.

Je pars très vite pour Bruxelles, où je suis reçu par une fonctionnaire. Elle me confirme que le projet a été accepté et qu'il faut désormais le matérialiser. Normalement, le lauréat dispose d'une somme rondelette qu'il utilise à sa guise. Je pose la question :

– Peut-on transformer cette somme en stage sur le terrain ?

Je m'attends à d'épouvantables procédures bureaucratiques, mais la réponse est rapide... et positive. Il y a cependant une condition : il faut que les terrains de stage soient choisis parmi les pays de la Communauté. Adieu les États-Unis, où je désirais compléter ma formation sur la douleur. Je ne le regretterai pas. Ce seront deux séjours de trois mois, à Liverpool et à Liège.

Lord Sampson Lipton, dit Sam

L'hôpital est anglais, ça c'est sûr, mais il est british, ça c'est évident. Charme désuet, ce qui manque sûrement en France. C'est paisible, mais les patients, tous ceux qui sont là, souffrent, du moins ceux que je verrai. Je loge chez l'habitant, à deux cents mètres du Warlton Hospital. Je suis bien reçu mais sans chaleur. Le premier soir – et pourtant il n'y a pas de décalage horaire –, comme partout dans le monde quand on débarque dans un nouvel endroit, je me demande ce que je fais là. Un grand classique. Je vivrai cette sensation à de nombreuses reprises et je prendrai l'habitude, par la suite, de ne rien décider le soir de l'arrivée.

La maison où j'habite est petite et terriblement british, elle aussi. Elle est de banlieue, sans vraiment être de banlieue. Je descends l'escalier et ce couple de propriétaires qui arrondit ses fins de mois en me louant une de leurs chambres me demande si je souhaite un whisky. C'est oui ! Le maître de maison, très gentleman, m'invite alors à prendre place sur un des deux fauteuils du salon. On regarde ensemble les infos de la BBC. Mon verre est terminé, mon hôte me propose un deuxième verre, et je l'accepte avec une arrière-pensée de somnifère. Il n'en sera rien. À la fin des infos, surprise : mon hôte me demande quinze livres ! Tout occupé à mes pensées, je ne fais guère attention à cette mesquinerie. Mais plus tard, au cours de mes missions médicales et humanitaires, je m'apercevrai que la générosité est parfois d'autant plus grande qu'elle provient des plus humbles...

Le lendemain, je rencontre le patron du service, Sampson Lipton, bientôt lord, anobli par la reine d'Angleterre. Une sommité, un grand nom de la médecine, un de ceux qui font référence dans le monde de la douleur. Cette rencontre, tellement attendue depuis des années, se déroule dans la plus grande simplicité, avec la chaleur d'une simple poignée de main.

Dans le cadre de ma bourse européenne, Sampson Lipton me demande de participer au « staff », à la réunion de service. Là sont discutés tous les dossiers des malades difficiles, ceux qui posent des problèmes de diagnostic et de traitement. La salle est de taille moyenne, mais une ambiance chaleureuse y règne sans que je puisse dire pourquoi : peut-être parce que la réunion se passe avec un thé et des cookies, et qu'on y parle de ce que l'on a fait hier soir... Ce qui me surprend, c'est que les infirmières sont présentes, discutent des dossiers médicaux, et qu'en plus on leur demande leur avis ! À cette époque, c'était inimaginable dans un hôpital français. Tous les avis et opinions sont considérés, traités avec la même importance, et je me rends compte combien il est capital de savoir comment le patient a dormi, mangé, comment il est aujourd'hui. Au Warlton Hospital, le traitement est modifié en fonction de tous ces paramètres.

Il n'y a pas vraiment de visite des patients hospitalisés, les médecins et les infirmières voient les patients dont ils ont la charge. Mary, une charmante infirmière un peu grassouillette, me fait les honneurs du service. Car il s'agit bien d'un service de la douleur, comme il y a un service de cardiologie, de neurologie, de cancérologie. Je constate une fois de plus que nous sommes en retard, en France.

Je suis les consultations et découvre des attitudes nouvelles, des façons d'examiner un malade douloureux, de l'interroger et de le traiter. Il existe une stratégie devant tel type de douleur et une autre, différente, devant tel autre. Je découvre que les douleurs ne sont pas toutes identiques et qu'elles ont des explications, des mécanismes physiopathologiques qui peuvent être très divers, et qu'en fonction de cette diversité, les possibilités thérapeutiques sont multiples et variées. Les médecins du Warlton Hospital ont le choix du traitement antidouleur et celui-ci est discuté en fonction de la plus grande probabilité de résultat : je ne savais pas que cela existait.

J'ai peur d'oublier ce maelström de faits nouveaux, d'ambiances aussi, et le soir, dans ma chambre, je note ce que j'ai pu voir et apprendre, en sachant que cette méthode n'est pas une panacée, mais en espérant pouvoir m'en servir quand je rentrerai.

Je découvre peu à peu les personnalités de cette équipe du Warlton Hospital de Liverpool, si riche, si inventive, si humaine aussi, ce qui explique peut-être la renommée du centre.

John Miles est neurochirurgien. Brillant, raffiné, d'une élégance sobre, c'est le « gendre idéal » et l'ami dont on rêve. Il est en outre d'une grande simplicité. Pour lui, rien n'est difficile, tout est possible et peut être envisagé. David

Boscher, lui, est neurologue. C'est le « savant », celui qui fait du « fondamental » et publie dans les revues prestigieuses comme *Nature* ou la revue de l'Académie des sciences américaine qui font référence et rêver tous les jeunes chercheurs. Enfin, Chris Wells, l'anesthésiste, se révèle être un battant, et pas seulement en médecine, car Chris est sportif et au plus haut niveau, membre de l'équipe de Grande-Bretagne de curling. John, David, Chris : voilà le noyau dur de la Pain Relief Foundation.

Je ne suis pas le premier, loin de là, à leur rendre visite, car de nombreux médecins étrangers viennent ici écouter leurs bonnes paroles. Mais nous devenons amis, et je les reverrai à de multiples occasions. Bien plus tard, ils m'inviteront à faire des cours et à donner des conférences au Warlton Hospital et à la School of Medicine de Liverpool. Nous partagerons également nos expériences à l'occasion des congrès internationaux. Ils me confieront alors combien ils ont été surpris de ma surprise. Je ne me souviens plus très bien des patients, mais j'ai en mémoire cette stratégie de prise en charge des douleurs à la carte. Les notions de douleurs aiguës et de douleurs chroniques sont individualisées, les conséquences sont identifiées, les traitements codifiés.

Le soir, mes nouveaux amis me cornaquent et m'entraînent dans les pubs de Liverpool. On parle de douleur entre deux bières, voire plus. J'écoute, j'enregistre, en tout cas, après trois bières, j'essaye… Ils me font découvrir l'endroit où ont débuté les Beatles. Liverpool est une ville pauvre, le taux de chômage est énorme. Cela explique tout, les magasins de vêtements d'occasion et le reste… Est-ce que la prévalence de douleurs est en rapport avec ces conditions ? Des années plus tard, nous serons confrontés à un phénomène émergent : les douleurs en situation de précarité. Nous les ignorions. Il faudra les dépister, les reconnaître. Les possibilités thérapeutiques devront être adaptées. Là encore, les chemins sont inconnus. Des pans entiers de la médecine de la douleur, sous une approche individualisée, restent à découvrir.

Les stratégies existent, je les ai rencontrées

Peter est un des patients anglais dont je me souviens le mieux. Il a trente-cinq ans et un cancer des testicules. Il le sait. Son cancer n'est pas un bon cancer, il l'a appris de la bouche de ses médecins. Là encore, cela n'était pas systématique en France à cette époque, dans les années quatre-vingt, et les patients atteints d'un cancer n'étaient pas tous informés de la nature exacte de leur maladie. C'est une question de communication et de droit à l'information de la part du patient, le droit à l'accès du dossier, du dossier médical... Le droit de celui qui veut savoir. Vaste problématique, qui fera la une de nos quotidiens, mais une bonne dizaine d'années plus tard.

Peter a un cancer et il ne souffre pas car il prend de la morphine et plusieurs autres médicaments antidouleur. Il va bientôt rentrer chez lui, et rien ne s'arrêtera, les soins continueront, bien que Peter soit loin de l'hôpital. Il paraît qu'on appelle ça un réseau. Je découvre ce qui aura bien du mal à s'installer en France, et encore une fois des années plus tard. Ça marche, et bien ! Les soins sont en continu ; le médecin traitant est impliqué et il est informé du traitement en cours dès la sortie de son patient du circuit hospitalier. Quand il y a une complication ou une situation urgente, le contact est immédiat avec l'établissement de santé, on prodigue alors au malade conseils et traitements, et si besoin une nouvelle hospitalisation.

Quand la douleur n'est plus niée

Le cas de Peter est systématiquement revu tous les matins lors de mon séjour au Warlton Hospital, en cinq minutes ou en trente. On ne l'a jamais évité, de même quand la visite est en cours, on entre dans sa chambre, on ne passe pas à côté. Peter le sait. Parfois, en salle de réunion, quand l'équipe médicale discute de l'état de santé des patients, il passe sa tête sur le côté de la porte, « pour prendre la température », comme il dit, de ce qu'on va lui faire. Et l'infirmière lui propose un thé...

Le soir, je pense à mes patients de Lariboisière. Ils ne passent pas la tête à la porte du staff. Dans la plupart des cas, ils ne connaissent pas la nature de leur maladie. Et en plus, ils ont mal. Ce séjour en Grande-Bretagne est à la fois très encourageant, très prometteur, et aussi très affligeant vu le chemin qu'il reste à parcourir.

Ici, la douleur existe, elle n'est pas niée. Elle est prise en considération et mesurée de la même façon que la température, la tension artérielle ou le pouls. On tente de l'évaluer et l'infirmière note le résultat. Cette dimension est transmise aux autres, c'est-à-dire à l'équipe qui va assurer la suite. Ils en seront informés et parleront – chose essentielle – le même langage.

Tout est codifié. Une douleur appelle une tactique. Au Warlton Hospital, tout est programmé. Je m'intéresse peu à peu à cette stratégie. D'abord, on essaie de comprendre la cause, en tant que telle. Elle est recherchée, identifiée. La douleur que ressent le patient est disséquée, analysée. Peter est examiné spécifiquement dans le but de comprendre la raison de sa souffrance. Bien sûr, la cause de sa maladie et donc de sa douleur est prise en compte de la même façon. On propose tel médicament dans tel cas, et telle autre thérapeutique dans tel autre cas.

Je suis interloqué. Me voilà confronté à un autre mode de pensée, à une façon différente d'envisager les problèmes. Il y aurait donc une autre façon d'appréhender ce qui arrive à nos patients ?

Ces nuits-là ont été longues, tout est remis en cause. Le doute est énorme. Jour après jour il n'est plus permis. Il y a des possibilités pour traiter les patients qui souffrent, et cela à quelques centaines de kilomètres de chez nous.

Le *Pain Management Course*

Quelques jours plus tard, avec une courtoisie très british, mes nouveaux collègues et amis m'invitent à découvrir un programme qui a pour nom *Pain Management Course* : des cours de management de la douleur destinés aux patients. Bien sûr, j'accepte avec enthousiasme, sans d'ailleurs savoir de quoi il retourne.

Ce programme consiste à mettre en situation les patients souffrant de douleurs rebelles. Le principe est de faire en sorte que les facteurs déclenchants de ces douleurs puissent être évités, et que les attitudes qui les diminuent ou les atténuent puissent être identifiées, et évidemment privilégiées. Les patients ont un « agenda », c'est-à-dire un emploi du temps. Leurs semaines – car ils sont là pour quinze jours – sont précieuses et minutées. Ils rejoignent le service le lundi et sont rapidement placés dans une situation proche de leur vie quotidienne.

Je fais la connaissance des patients. Mary a de violents maux de tête. Secrétaire, elle travaille six heures par jour sur un écran d'ordinateur. Peter travaille dans le bâtiment et il a mal au dos. John est pianiste concertiste et souffre d'un début de polyarthrite rhumatoïde localisée au niveau de ses mains. Peggy est une jeune sexagénaire, une *young old*, pas encore une *old old*. Elle a eu un zona il y a deux mois, les douleurs sont apparues avant l'éruption des lésions cutanées, et ces douleurs persistent. Lyse, vingt-deux ans, était derrière son ami lors d'un accident de moto : un choc brutal et un membre supérieur droit paralysé. Elton a cinquante-cinq ans et il a mal à la tête, sans interruption, depuis trente ans.

Tous les six ont patienté depuis des semaines dans l'attente de recevoir une convocation. Le jour tant espéré est arrivé, et tous sont là. Après avoir rempli les formalités administratives habituelles, ils intègrent le programme. Et ils en espèrent beaucoup. Trop peut-être.

Des souffrants qui s'impliquent

La semaine est chargée. Dans un premier temps, les six patients doivent assister à une réunion qui les informe de ce qui va suivre. Le planning de la semaine est expliqué. Ils doivent, et c'est le principe – la philosophie même du programme de soins –, s'impliquer totalement. Il s'agit d'une hospitalisation de jour, et cela tous les jours de la semaine. Cette situation va faire son chemin. Au point que dans les années 2000, la politique de santé va privilégier ce mode d'hospitalisation qui sera préconisé dans tous les pays européens. Les patients viennent le matin, comme pour un stage, et repartent en fin d'après-midi retrouver leur famille, leur cadre de vie. Les contraintes sont réduites et le confort est maximum puisqu'ils sont chez eux. Les patients que j'ai pu rencontrer sont ravis de cette formule. Cette façon de faire n'était pas très répandue à l'époque. L'hospitalisation se banalise pour être un épisode du mois ou du trimestre sans plus. Cette solution est des plus économiques, mais bien entendu elle ne peut s'appliquer qu'à des situations médicales et des pathologies précises. Encore que... aujourd'hui, on peut être opéré d'une hernie inguinale – à l'aine –, d'un calcul vésiculaire, d'une phlébectomie de varice des membres inférieurs, ou subir une chimiothérapie pour cancer, tout ceci en hospitalisation de jour.

Je souhaite suivre le *Pain Management Course* en tant que spectateur, mais je ne parle pas assez bien l'anglais. L'anglais, c'est un des grands problèmes des médecins de ma génération qui voudront sortir des sentiers battus. Et mes nouveaux amis ne semblent pas tenir à ma présence. J'ai bien senti qu'ils sont en recul par rapport à ma participation à cette thérapeutique.

Sensibles à ma demande, John et Chris acceptent néanmoins que je suive le séminaire. Je participe en tant que médecin étranger stagiaire, et les six patients en sont avertis. En fait, je suis plutôt spectateur.

Le lundi matin, une mini-conférence les informe du programme des quinze jours. Ils ont tous, bien sûr, été sélectionnés. On leur explique le déroulé de leur séjour. Des tests sont pratiqués les deux premiers jours, le programme commencera réellement ensuite. Ces tests ont pour but de réaliser un instantané photographique de leur état. Un bilan qui va servir d'élément de base, une référence qui va permettre les comparaisons au fur et à mesure de la poursuite du stage. Car finalement, il faut bien appeler ça un stage. Cet état des lieux de leur douleur est capital, puisqu'il va permettre à l'équipe d'établir le « contrat ». Le médecin de l'équipe, qui est le médecin référent de chaque patient, va déterminer avec lui des objectifs à atteindre, qui seront différents pour chacun des souffrants. Si ces objectifs sont atteints, alors il faudra considérer cela comme un bon résultat.

Par la suite, je comprendrai combien ce contrat est important. Il permet de bien faire réaliser au patient douloureux que souvent la restitution de l'état antérieur n'est pas possible, et qu'il faudra se fixer des indicateurs ou des repères réalisables vers lesquels toute son énergie se mobilisera.

D'une façon générale, tout individu veut retrouver son état antérieur. Celui qu'il n'appréciait pas consciemment quand tout allait bien. Mais maintenant que cela va mal... Réaction bien humaine, et il sera d'autant plus difficile de faire admettre que retrouver cet état antérieur n'est pas toujours possible. Le jeune motard qui s'est « arraché » le plexus brachial – l'ensemble de nerfs qui part de la moelle épinière et qui se trouve responsable de la mobilité et de la sensibilité des membres supérieurs – peut être paralysé en partie. Mais il peut aussi présenter une paralysie sensitive et motrice complète. Dans ce cas, l'espoir de pouvoir recouvrer la mobilité de son membre est impossible, et si jamais c'était le cas, ce ne pourrait être que la contraction d'un muscle. Il faudra expliquer à ce jeune patient qu'il ne retrouvera pas son état antérieur, mais que l'on peut essayer de soulager sa souffrance. En prenant en charge ses douleurs, on n'entraîne en rien une récupération des mouvements, et en cela il faut être clair. D'une part parce que le patient a le droit de savoir. Et d'autre part parce qu'il est nécessaire pour lui d'envisager une façon différente de vivre.

Une autre grande notion que j'apprendrai au cours du déroulement du *Pain Management Course* est d'établir une distinction entre la gêne et la douleur. La gêne n'est pas une douleur et vice versa. Quand on a les deux, il est difficile de faire la différence. Prenons un exemple : une fracture de la phalange distale de l'index a pour conséquence une douleur modérée. Mais la gêne n'est pas du tout la même si cette fracture survient chez Peter, qui est maçon, ou chez John, qui est pianiste... De la même façon, une lombalgie n'aura pas les mêmes conséquences en terme d'arrêt de travail et la gêne ne sera pas identique chez nos deux patients.

Les données sont différentes, le contrat sera différent.

Les objectifs à atteindre sont précisés en fonction de l'entretien, de l'examen clinique et de ce que le patient attend de cette prise en charge. Au Warlton Hospital, nos six patients vont avoir leurs matinées et leurs après-midi bien occupées. La plupart des thérapies et des activités sont communes à l'ensemble des patients, mais certaines sont spécifiques et proposées en fonction de la pathologie douloureuse. Dès le début du programme, le patient sera évalué. Sera pris en compte non seulement l'intensité de la douleur mais aussi ce qui limite sa vie quotidienne, tel le cas de John le pianiste, qui avec son arthrite peine à jouer en concert. Ou encore l'exemple de Peter, l'ouvrier du bâtiment, qui souffre d'un sérieux mal de dos et dont la journée est un tunnel dont il ne voit pas la sortie. Tout cela est difficile. Les mouvements seront cotés dans leur amplitude et les scores notés. Le but de cette évaluation de départ est de prendre date. À partir de ce constat, de nouvelles évaluations sont réalisées, permettant au patient douloureux de prendre conscience des progrès qu'il a acquis et de définir le chemin à suivre pour arriver aux objectifs fixés. Leur journée est rythmée par la kinésithérapie, le bio-feed-back, la relaxation, la prise en charge psychologique, la rééducation en piscine, les différentes techniques analgésiques en tant que telles. Et tous les jours sont notés les progrès, comparés quotidiennement, qui permettent d'identifier les avancées.

Ce séjour à Liverpool constitue un révélateur.

Rentré en France, j'ai appris à établir une sorte de contrat avec le patient, base de la méthode antidouleur. On formalise ensemble ce qui est possible et ce qui ne l'est pas. Le patient et le médecin ont un projet. Ils le construisent parfois différemment, mais l'essentiel est que le chemin soit défini ensemble.

Oui, la prise en charge de la douleur existe, je l'ai rencontrée...

Liège, hôpital de la Citadelle : soulager à tout prix

À Liège, où je me rends pour un second séjour dans le cadre de ma bourse du Conseil de l'Europe, même motif, même punition, dirait un sportif : le constat est identique. La douleur est identifiée, évaluée, comprise, et des techniques thérapeutiques sont proposées, adaptées en fonction du patient, de sa douleur, de son cas. Je prends conscience, après Liverpool, du grand retard que nous avons à rattraper.

Le Dr Jean-Claude Devoghel m'accueille avec chaleur et un grand professionnalisme dans le Centre de la douleur de l'hôpital de la Citadelle à Liège. Jean-Claude Devoghel est une référence dans le monde de la douleur. Il m'ouvre son service, me montre tout. Il démystifie ce qui peut être rendu compliqué. Il prend le temps de m'expliquer, de me guider. Je l'accompagne dans les services de l'hôpital où il est appelé. Car ses confrères l'appellent quand ils ont un patient qu'ils n'arrivent pas à soulager et Jean-Claude Devoghel se rend aussitôt au chevet de celui qui souffre, l'interroge, l'écoute, l'examine. En général les médecins qui s'occupent du patient sont là et le regardent faire. Eux aussi visiblement apprennent beaucoup. Jean-Claude Devoghel propose une stratégie, rédige ses conseils, ses recommandations, ses prescriptions sur le dossier du patient et nous voilà repartis vers un autre service qui l'a appelé. Je n'en reviens pas. Ce que je constate voudrait dire soit que tous mes confrères de l'hôpital dans lequel j'exerce sont au fait de cette prise en charge et n'ont pas besoin de conseils, soit qu'ils passent complètement à côté de la douleur quelle qu'en soit la raison : ignorance, fatalité, sous-estimation, banalisation...

Je suis impressionné par l'homme et le médecin me fascine. Sa simplicité, son humeur égale, sa finesse de raisonnement, sa grande culture générale le rendent attachant pour tous. Jean-Claude deviendra mon ami et c'est lui que je viendrai voir quelques années plus tard pour lui proposer de fonder la Société francophone d'études et de traitement de la douleur. Il acceptera avec enthousiasme et en deviendra le premier président.

Au fil des jours, les consultations se succèdent, les visites également, et Jean-Claude me montre les gestes techniques, en me précisant que ce n'est pas tout. Le plus important est de savoir en porter l'indication et d'expliquer au patient ce que l'on en attend. Il guide ma main, me montre quelle aiguille il faut prendre, quelle est la technique, ce qu'il faut injecter comme produit, quelle est la surveillance à réaliser. Pendant deux mois, ce sera pour moi un véritable compagnonnage.

Là encore, je ne suis pas le seul visiteur. Il y a Carlos l'Espagnol, Elsö la Finlandaise, Sepulveda la Colombienne et bien sûr plusieurs médecins belges. Ensemble nous partageons nos idées, nos impressions, nos expériences. Nous pensons qu'il y a encore beaucoup de chemin à parcourir pour soigner la douleur dans les pays occidentaux.

Mon engagement contre la douleur

Je rentre en France avec des projets nouveaux. Dès mon retour, je vais voir mon patron, le Pr Ernest Echter. Je lui fais part de ce que j'ai vu, de ce que j'ai appris. J'ai vu pratiquer, lui dis-je, une médecine différente. Il existe des arbres de décision. En première intention, on va proposer telle stratégie au sein de laquelle on prescrira en première ligne tel médicament, on en évaluera les résultats, et s'ils sont inexistants ou insuffisants on s'orientera vers une autre possibilité thérapeutique médicamenteuse ou une autre stratégie. Cette façon de procéder existe en Angleterre, en Belgique et dans bien d'autres pays. Elle existe pour des pathologies aussi différentes que le cancer, la migraine ou les douleurs de zona.

Ernest Echter m'écoute avec attention. Emporté par l'enthousiasme, je ne me suis pas rendu compte du temps qui s'est écoulé. Cela fait à peu près deux heures que je suis entré dans son bureau. Le Pr Echter me dit que c'est probablement intéressant mais il n'est pas convaincu, ou bien je n'ai pas su le convaincre. La douleur n'est pas à la mode, on parle de réanimation chez les patients atteints de sida, de jet-ventilation, d'hémodilution, d'autotransfusion, mais pas de douleur... Si j'avais proposé de la morphine en postopératoire immédiat lors de mes examens d'anesthésie-réanimation, j'aurais été collé. Cela ne se concevait pas et, faut-il le répéter, la douleur n'intéressait personne.

Je ne l'ai peut-être pas totalement convaincu mais mon patron est très proche de ses médecins et de ses infirmières, il est au courant de tout ce qui se passe dans son service. Il ne descend que rarement au bloc opératoire, il a à gérer une équipe de plus d'une centaine de personnes (infirmières, médecins), une PME en quelque sorte. Il veille à ce que tous aient les moyens de travailler au mieux. Il se renseigne sur les difficultés ou les problèmes des uns et des autres, même s'ils sont extrahospitaliers. Combien lui seront redevables de son aide. Vais-je moi-même en bénéficier ?

Mon face-à-face avec Ernest Echter a très probablement contribué à tracer un fil conducteur qui va formaliser par la suite la prise en charge de la douleur, tout du moins à l'hôpital Lariboisière. Car, s'il m'avait dit : « C'est hors de question, les anesthésistes s'occupent déjà de la réanimation, du Samu et bientôt des urgences, il ne faut pas se disperser, la douleur il faut la laisser aux neurologues, aux médecins internistes ou aux rhumatologues », je n'aurais pas eu d'autre choix que de retourner au bloc opératoire.

Je lui serai toujours reconnaissant des mots qu'il a prononcés ce jour-là, même s'il ne croyait qu'à moitié à ma démarche :

– Si ça t'amuse, alors vas-y !

Bien d'autres chefs de service n'auraient pas accepté qu'un anesthésiste-réanimateur déserte le bloc opératoire à une époque où le manque de spécialistes de cette discipline commençait à se faire sentir. Cela faisait porter sur d'autres une charge de travail qui m'incombait, c'est-à-dire le travail dans la journée à l'hôpital, même si je continuais à prendre des gardes de nuit en réanimation neurochirurgicale. Il a accepté. Qu'il en soit remercié.

– VI –

LA DOULEUR ENFIN PRISE EN CONSIDÉRATION

Dans ce cheminement vers l'antidouleur, une rencontre va changer mon parcours alors que je suis encore externe en réanimation en neurochirurgie. Claude Thurel, neurochirurgien, me demande si je veux faire ma thèse de médecine avec lui, dans son service. Depuis ce jour, nous travaillerons ensemble. Ce médecin, ce chirurgien, cet enseignant hors norme, m'a presque tout appris. Il m'a enseigné la manière de traiter, de transmettre, de parler en public, d'écrire dans les revues médicales indispensables à toute avancée médicale et scientifique. Ma thèse, bien sûr, se fera sur un sujet « douleur ».

Claude Thurel fut mon véritable patron, il deviendra mon ami, le parrain d'un de mes fils, et quand il prendra sa retraite du service de la douleur, il souhaitera que je lui succède, ce qui sera fait.

Premières consultations antidouleur

Mon patron m'a appris aussi à consulter. Dans ces années, il n'y avait pas de consultations d'anesthésie. Pourtant, l'activité de consultation est réellement un art. Durant un laps de temps trop court, le patient va se livrer. C'est surtout le cas dans la consultation de la douleur, car celle-ci survient en bout de chaîne. Des phrases comme : « Après vous, il n'y a plus rien » ou « Vous êtes mon dernier recours », combien de fois les ai-je entendues... Ce n'est pas une consultation habituelle. Elle est longue, en moyenne une heure. Une heure durant laquelle le patient devra tout dire, ne rien oublier. La plupart du temps, il y aura réfléchi, il aura noté ce qui lui semble important, ce qui pour lui est capital. La relation qui va s'établir entre le patient et le médecin va être déterminante, elle conditionnera la mise en route du traitement et interviendra sur la qualité des résultats. Durant ces moments parfois intenses, des événements et tranches de vie tristes, drôles, tragiques peuvent se produire.

À l'époque, je le répète, les anesthésistes ne donnaient pas de consultation, ils examinaient les patients selon l'appel du chirurgien. Aujourd'hui les consultations d'anesthésie sont programmées et obligatoires, heureusement.

À Lariboisière, c'est au troisième sous-sol, dans le service d'explorations fonctionnelles du système nerveux, que nous avons commencé les consultations antidouleur. Cela n'était pas illogique : douleur et système nerveux sont liés. Le professeur qui dirige ce service a bien voulu nous accueillir pour une demi-journée hebdomadaire, puis, face au succès de la consultation, le nombre de séances a augmenté jusqu'à occuper toutes les demi-journées de la semaine.

Au bout d'un an, ce chef de service a voulu faire un point, et à cette occasion, il s'est aperçu que deux médecins anesthésistes consultaient dans les locaux de son service, ce qui était inacceptable. Il a alors posé un ultimatum : soit les anesthésistes arrêtaient les consultations soit il leur faudrait trouver un autre local pour consulter. La réponse fut immédiate : nous sommes partis dans un autre service de l'hôpital. Le Pr Raymond Houdart, neurochirurgien, doyen de la faculté, nous a ouvert ses portes. C'était le début d'une autre aventure...

Mieux comprendre pour mieux combattre

La douleur, j'entends mieux la comprendre pour mieux la combattre. En 1985, âgé de trente-trois ans, obsédé par le spectacle de la souffrance mais aussi et surtout par la passivité de la médecine, j'envisage de reprendre mes études. Un projet qui n'est pas évident à cet âge, je le sais...

Revenir sur les bancs de la faculté, se trouver à suivre des cours avec des étudiants d'une vingtaine d'années, faire coexister le travail de médecin, les gardes de nuit qui se succèdent au rythme de cinq à six par mois et prendre les cours de sciences fondamentales est difficile. Mais je me rends compte que c'est la seule solution pour comprendre et puis aussi pour être crédible.

La recherche : c'est également répondre à une demande ancienne, celle de faire partie d'une équipe de chercheurs, s'essayer modestement à la recherche fondamentale, celle où le patient est souris ou rat.

Je vais avoir la possibilité de voir comment travaille un chercheur de sciences fondamentales, comment est pensée, préparée et réalisée une « manip » à la fois pendant la deuxième année du DEA, le Diplôme d'études approfondies, et pendant les trois ans de thèse de sciences dans le laboratoire de Jean-Marie Bourre.

Je m'aperçois que je ne suis pas le seul à reprendre des études : je rencontre une vingtaine de médecins qui se lancent ainsi dans la même démarche. Certains sont ORL, d'autres pédiatres ou neurochirurgiens.

On nous fera, plus tard, le reproche de ne pas publier assez. Ah, la publication ! Faire savoir, faire connaître les résultats d'une étude, c'est évidemment important, et l'on peut être un opérateur excellent et publier dans des revues de bon niveau. Mais je le dis avec fermeté : mieux vaut être opéré par un chirurgien qui a pratiqué mille fois une intervention que par celui qui a dans son CV mille publications de recherche fondamentale.

Cette obligation d'un DEA ou d'un doctorat et maintenant d'une Habilitation à diriger les recherches (HDR) pour être professeur agrégé est loin d'être logique. Untel, brillant chirurgien, pour être nommé, devra s'inscrire en DEA et présentera un travail de recherche sur le rat, en présentant la même photo de manipulation, à plusieurs reprises, sous différents angles… Il fallait qu'il ait un DEA, il l'aura, il sera nommé et ne touchera plus jamais un rat.

Des médecins passant leurs soirées, leurs week-ends et leurs vacances dans des laboratoires de recherche, il y en aura. Par contre des chercheurs consacrant quelques demi-journées à la clinique humaine, à appréhender les problèmes auxquels sont confrontés les cliniciens, je n'en connais qu'un. Et pourtant, les difficultés cliniques de diagnostic, d'évaluation et de traitement devraient servir de base de réflexion et de réalisation des programmes de recherche et non pas l'inverse. La recherche devrait avoir pour traduction un changement d'attitude, de comportement, de stratégie, une modification des pratiques. C'est à partir de constatations cliniques que l'on devrait concevoir et bâtir des programmes de recherche.

Tout en continuant de pratiquer à l'hôpital Lariboisière, je poursuis donc mes recherches à la faculté des sciences de Jussieu. Le sujet concerne la mise en évidence d'un métabolisme de la morphine : celle-ci n'agirait pas seulement en tant que molécule mais en se dégradant. Je parviens à me libérer de l'hôpital tous les vendredis pour me replonger dans les livres... et les laboratoires, ceux de l'Inserm, l'Institut national de la santé et de la recherche médicale.

Le mercredi, je commande les fameux rats de laboratoire. Il s'agit de leur placer un cathéter, usiné spécialement à Grenoble, dans la boîte crânienne. Le vendredi et le week-end je m'enferme dans les locaux de l'Inserm, déserts, afin d'étudier le comportement de ces cobayes. Toutes ces expérimentations mettent en avant le fait que les produits de dégradation de la morphine ont une action antalgique. La thèse, je l'écris en trois ans. Elle m'aidera à analyser le phénomène complexe de la souffrance et de mieux appréhender les moyens de la soulager.

Courte visite aux *States*

Progressivement, la consultation antidouleur voit arriver de nombreuses demandes. D'année en année, cette activité prend de l'importance. De trois médecins au départ, l'équipe s'étoffe, désormais neuf médecins y travaillent : anesthésiste, neurochirurgien, neurologue, rhumatologue, psychiatre, pneumologue, oncologue, médecin interniste, acupuncteur... Les années quatre-vingt voient fleurir l'ouverture d'une dizaine de consultations en France. Celles qui vont suivre vont être déterminantes.

Les séjours en Grande-Bretagne et en Belgique, qui au départ m'ont ouvert les yeux, ne semblent plus suffisants. Au fur et à mesure que l'expérience me forme, je prends conscience de l'importance de mon ignorance. Je n'ai aucune connaissance du pourquoi, des mécanismes fondamentaux neurophysiologiques, neurobiochimiques, neuropharmacologiques. Ce sont les connaissances de base qui me manquent, il faut les acquérir.

Pendant cette période, j'apprends que plus de mille centres existent aux États-Unis. Quelle est leur expérience ? Quelles sont leurs stratégies ? Comment fonctionnent-ils ?

Pour le fondamental, il y a la faculté des sciences.

Pour les États-Unis : il faut y aller.

Les contacts, les médecins américains que nous voulons rencontrer sont certes identifiés dans la revue internationale référente en matière de douleur. Mais cette étape est rendue très difficile par le nombre réduit de médecins publiant dans les revues. Quant à l'aspect financier du voyage d'étude, il s'agit d'être imaginatif... Grâce à la contribution de cinq ou six laboratoires pharmaceutiques, le budget permettant un déplacement de deux semaines est trouvé. Je visite alors plusieurs grands centres : le Massachusetts General Hospital à la Harvard Medical School de Boston, la Mayo Clinic à Rochester, Ucla et le New Hope Pain Center à Los Angeles, le Pain Center d'Orange, Duke University à Durham. Là aussi, il existe des recommandations, des *guidelines*, des protocoles. Peu à peu, au fil des visites, je noue des contacts avec mes confrères américains. J'aurai de multiples occasions de les revoir et de travailler avec eux dans les années qui suivent. Bob Addison, Alan Basbaum, Dan Carr, Tony Yaksch,

Tymothy Lynch, notamment, deviendront des références internationalement reconnues.

Enseigner et exhorter

Plus tard, j'ai participé à un enseignement médical de la douleur. Enseigner la souffrance, ses mécanismes, les façons de l'évaluer, les protocoles, les recommandations, voilà la seule façon de faire en sorte que les futurs médecins soient formés et ne soient pas confrontés au long et douloureux parcours qui s'apparente à celui de pionnier...

J'en parle un matin à Claude Thurel. Deux minutes suffisent, nous irons voir le doyen de notre faculté, celle de Lariboisière. Le programme de l'enseignement est dans nos têtes, il sera rédigé à la terrasse du café, au nom prédestiné, *L'Ambroise Paré*, en face de l'hôpital.

Nous plaisantons dans l'antichambre du doyen. Il nous fait attendre, nous sommes convaincus de son appui en évoquant cette pensée d'André Gide : « Tout a été dit, mais comme peu de gens écoutent, tout est toujours à redire. » C'est peut-être cela, la clé de l'enseignement...

Homme intelligent et attentif, le doyen nous écoute. Il sait que notre idée germe depuis longtemps et va révolutionner l'approche de la douleur. Nous lui proposons un programme pédagogique, un volume horaire. Quand nous ressortons de son bureau, c'est avec son accord et nous poussons un soupir de soulagement. Tant d'années de patience, de maturation, et le rêve se réalise : enfin un cours sur la douleur en France. L'enseignement se déroulera sur deux années et des stages pratiques seront obligatoires. Notre proposition d'enseignement est acceptée par le conseil scientifique de la faculté de médecine et par celui de l'université Paris-VII. Cet enseignement commencera en septembre 1985, il sera le premier de ce type en France, il sera suivi l'année suivante de plusieurs autres et il y en aura vingt-quatre en 2007. Plusieurs milliers de médecins suivront cette filière. En 2001, l'enseignement de la douleur est devenu obligatoire pour tous les étudiants en médecine.

Des années plus tard, mes amis américains rencontrés au cours de mon premier voyage d'étude nous demanderont de les conseiller sur la pédagogie de la souffrance. En 1998, le retard en matière de prise en charge de la douleur était patent par rapport aux autres pays européens et en particulier si l'on établissait des comparaisons avec les États-Unis : ceci était vrai dans le domaine de la recherche, dans le domaine clinique, mais pas dans celui de l'enseignement. Nous avions plus de dix ans d'expérience dans ce domaine. À la demande américaine, nous avons répondu avec un plaisir non dissimulé.

J'ai senti, ce jour-là, que nous avions fait un grand pas en avant dans la lutte contre la douleur.

Impliquer l'État

La douleur existe évidemment depuis la nuit des temps, dans tous les pays, sous tous les climats. Mais comment ceux qui sont exclus de la société, ceux qui sont en fin de droit, ceux qui sont dans la grande exclusion font-ils pour l'affronter ?

Xavier Emmanuelli est un de ceux qui connaît le mieux cette question. Depuis des années, il est à l'écoute des plus pauvres, des exclus. De Médecins sans frontières dont il est l'un des fondateurs jusqu'au Samu social, son parcours a toujours été tourné vers ceux qui souffrent. Rendez-vous est pris pour parler de souffrance et de précarité, car les exclus, les sans domicile fixe n'expriment pas leur douleur de la même façon que les autres. Ils peuvent présenter de grandes lésions dermatologiques sans s'en plaindre, comme si ce corps n'était pas le leur. Le froid, l'alcool, la malnutrition, le manque d'hygiène, l'absence de soins : les causes de la souffrance, physique et psychologique, sont légion.

Avec Xavier Emmanuelli, nous nous retrouvons pour déjeuner dans un café en face de Lariboisière et nous réfléchissons à l'amélioration de l'accès à la consultation douleur pour les plus démunis. La prise de consultation se fera par téléphone, de façon directe, et nous convenons que les formalités administratives seront quasi inexistantes.

À la fin de ce déjeuner, la discussion se poursuit dans la rue devant l'hôpital, et Xavier me demande si je serais prêt à le suivre s'il devait avoir de hautes fonctions. Nous sommes en 1995, deux semaines avant les élections présidentielles. Je le comprends à demi-mot et lui demande combien de temps de réflexion il m'accorde... Dans un grand sourire, il me dit que ce temps est déjà terminé ! J'accepte immédiatement. Dans quelle aventure le *french doctor* va-t-il m'entraîner ?

Deux semaines plus tard Xavier est nommé secrétaire d'État à l'Action humanitaire d'urgence, rattaché directement au Premier ministre. J'intègre son équipe. Ma mission sera d'améliorer la qualité de prise en charge de la douleur. Mais il paraît difficile d'envisager cette mission sans le concours du ministère de la Santé. Un mercredi, Xavier en parle au ministre en titre, pendant un conseil des ministres à l'Élysée, et je rejoins également l'équipe d'Hervé Gaymard. Ce poste et cette fonction, je vais les utiliser au maximum pour faire que la prise en charge de la douleur devienne une priorité de santé publique. C'est l'occasion aussi de convaincre maints hommes politiques et hauts fonctionnaires de la nécessité d'agir enfin contre ce fléau.

Au début de ces fonctions, je partage mon temps entre le ministère et l'hôpital. Mais petit à petit l'activité au ministère devint très chronophage, mangeuse de temps : réunions nombreuses, nuit au Samu social, remplacement du ministre pour une réunion ou un discours...

Avec Chantal Cuisinet, médecin inspecteur régional de la Santé, femme admirable de rigueur et de détermination, nous avons mis sur pied plusieurs propositions : identification des structures de prise en charge de la douleur, gel des postes et des vacations pour les personnels, guide méthodologique pour les établissements de santé, amélioration de la prise en charge de la douleur en urgence. Avant de rédiger l'ensemble de ces propositions qui furent toutes acceptées, je me rends avec Chantal sur le terrain pour visiter une trentaine d'établissements afin de faire l'état des lieux et des besoins. Nous choisissons volontairement des établissements où tout se passe bien et d'autres où il y a des problèmes, des Centres hospitalo-universitaires, des cliniques privées, des centres anticancéreux et des hôpitaux généraux ou de proximité. Nous constatons une grande disparité tant dans l'organisation qu'en ce qui concerne les pratiques. Un constat qui servira de base aux plans antidouleur.

Les professionnels n'étant pas représentés en tant que tels au ministère, le collège national des médecins de la douleur est alors créé.

Puis c'est l'alternance politique, le parti socialiste remporte les élections, et Bernard Kouchner est nommé ministre de la Santé. Bernard me demande de rester à ses côtés et de poursuivre la mise en place du premier plan gouvernemental. La douleur n'a pas de couleur politique. La loi proposée par Lucien Neuwirth portant prestation d'ordre social, qui va être une réelle avancée, est votée à l'unanimité, gauche et droite confondues.

La loi Neuwirth : le devoir de soulager

En 1995, le sénateur Neuwirth réunit au Sénat toutes les composantes de la société civile, sur un thème : la douleur. Mgr Lustiger est présent, ainsi que Dalil Boubakeur le recteur de la mosquée de Paris, le grand rabbin de France Joseph Sitruk et le père Patrick Verspieren ; tous confirment que la douleur n'est ni une rédemption, ni une fatalité. Il faut la combattre. Elle ne fait pas gagner le ciel, et ne permet pas plus d'améliorer son karma.

Nous avons été quelques-uns à préparer cette journée. Elle fut très importante, c'est sur ces bases que la loi de 1995 « portant prestation d'ordre social » a été écrite et votée à l'unanimité par l'Assemblée nationale et le Sénat. Que dit cette loi ? « Les établissements de santé doivent mettre en œuvre les moyens propres à prendre en charge la douleur des patients qu'ils accueillent... » Autrement dit, nous sommes, pour la plupart des cas, dans l'illégalité. Les cliniques, les hôpitaux, ceux qui participent au service public, les centres régionaux de lutte contre le cancer par exemple, ont l'obligation de prendre en charge la douleur : ce qui veut dire être inscrit au projet d'établissement et évidemment dégager des moyens. Ministre, Bernard Kouchner a explosé quand il a su que moins de la moitié des centres anticancéreux étaient pourvus de structures de lutte contre la douleur.

C'est là le paradoxe. Tous les acteurs du système de soins, comme disent les énarques, sont d'accord pour dire que la douleur est une réelle priorité de santé publique. Mais quand vient le temps de répartir les moyens financiers dans un établissement, on peut dire que la douleur est en touche, déclassée, comme si la volonté des citoyens, l'obligation des lois n'avaient plus cours. Combien de fois ai-je entendu nos responsables administratifs dire que les obligations légales sont telles que l'on ne peut plus les appliquer toutes... Les citoyens doivent choisir, certes en connaissance de cause, mais un choix doit être fait. Comme dit l'adage, on ne peut pas avoir le beurre, l'argent du beurre et le sourire de la crémière...

– VII –

ÉVALUER ET RECONNAÎTRE LA DOULEUR : LE DÉBUT DU TRAITEMENT

La douleur ne peut se comprendre d'un seul tenant. La définition un peu chaotique proposée en 1979 par l'Association internationale pour l'étude de la douleur (*International Association for the Study of Pain*) en témoigne : « La douleur est une expérience sensorielle et émotionnelle désagréable liée à une lésion tissulaire existante ou potentielle ou décrite en termes d'une telle lésion. »

Pour l'aborder, il faut se plonger dans un vaste champ d'étude qui mélange la médecine, la biologie avec l'étude du mécanisme de l'influx douloureux, et la psychologie. Car comprendre la douleur nécessite de se pencher sur son ressenti subjectif. C'est ce que recommande l'Association internationale pour l'étude de la douleur en préconisant au spécialiste de la santé de se pencher sur la psychologie, et au psychologue de s'intéresser à la physiologie et à la clinique.

Deux patients, deux maux, deux appréhensions de la douleur... L'un, Jean-Paul que nous avons déjà rencontré. L'autre, Victor, atteint lui aussi d'un cancer de la prostate. Le premier n'exhibe pas son mal, mais n'a aucune difficulté à en parler. Sur l'échelle de la douleur, échelle évidemment subjective, qui permet cependant de dresser un premier bilan de l'importance de la souffrance, il ne rechigne pas à porter l'évaluation au plus haut. Victor, lui, est plus pudique. À voir son visage, j'imagine qu'il souffre. Mais il n'en parle pas, ou si peu. Il ne veut pas en faire étalage, s'inflige une sorte de pénitence. Je parie qu'il fait tout pour minimiser cette évaluation...

La douleur : une expérience compliquée

Elle mélange les mécanismes physiologiques et les facteurs émotionnels. La douleur, c'est un mariage de culturel, de social, de religieux, de philosophique, de relationnel. On peut en parler avec plus ou moins d'ouverture, on peut aussi l'accepter plus ou moins. On l'accepte d'autant plus que la société la tolère, ou la rend permissive. Tel est le problème également du praticien, qui n'a pour aborder la douleur du patient que ce que celui-ci veut bien en dire. Et la perception de la douleur chez un patient pourra évoluer dans le temps. Dans les deux sens. Il peut devenir irascible, de plus en plus réfractaire à toute idée de souffrance, surtout quand elle est violente, mais il peut à l'inverse s'en accommoder, ou du moins révéler des richesses insoupçonnées, des capacités inouïes d'acceptation de la douleur.

Victor s'est habitué à ses douleurs lancinantes. Non qu'il s'en soit fait une raison, je crois au contraire qu'il a toujours lutté, considérant que la lutte d'un corps contre le mal est aussi une garantie de sa survie. Mais il a acquis une sorte d'endurance à la douleur, comme un coureur de fond qui trouve le deuxième souffle et s'adapte à la souffrance des articulations et des muscles. Victor a trouvé ainsi des ressources en lui, et autour de lui. Sa famille, ses proches qui viennent le voir à l'hôpital sont pour beaucoup dans sa façon d'accepter la situation. Il veut garder sa dignité. Ses proches le soutiennent d'autant plus, l'aident discrètement à surmonter cette épreuve. Les personnels de santé connaissent cela dans les hôpitaux : une main posée sur le front est parfois aussi importante qu'un antalgique.

Longtemps, la médecine a estimé que la douleur était proportionnelle à l'importance de la lésion qui la provoque. Il n'en est rien. La douleur en fait dépend de chaque individu. Elle est reliée à un faisceau de facteurs, comme on l'a vu. La douleur doit en fait être pensée en fonction *de chaque individu*. Les sens telles la vision et l'audition sont objectivables : on peut mesurer ce que l'on voit ou entend. Pour la douleur, on ne peut ramener son expression à un simple signal sensoriel.

« Décrire la douleur uniquement en termes d'intensité revient à décrire le monde visuel exclusivement en termes de flux lumineux, en omettant la forme, la couleur, la texture et les diverses dimensions de l'expérience visuelle », disait le psychologue clinicien canadien Ronald Melzack en 1975.

De plus, pour un même individu, la douleur peut varier d'un moment à l'autre, en fonction de l'environnement, de l'état psychique, de l'émotion, de la peur, de l'expérience d'une peine précédente. Et même des avantages qu'un patient peut obtenir de la douleur.

La douleur, c'est quoi ?

Comme pour les récepteurs de la douleur que l'on trouve au niveau de la peau, des articulations ou des viscères, les fibres nerveuses de petit calibre faiblement myélinisées ou amyéliniques peuvent être considérées comme des nocicepteurs, car elles répondent aux stimulations nociceptives. Et l'on comprend bien qu'une augmentation de stimulation puisse créer une douleur. Cependant, dans le cas des viscères, ces fibres peuvent être activées sans que cela se traduise par une sensation douloureuse. Il est donc vraisemblable que ces fibres puissent exprimer une double activité. Une de leurs fonctions serait de participer à l'homéostasie, c'est-à-dire la régulation des fonctions et des organes internes. De façon exceptionnelle, cependant, leur stimulation serait perçue comme douloureuse lorsque la sommation entraîne une activation importante lors de circonstances pathologiques.

Ceci pourrait expliquer qu'en condition physiologique, le « remplissage » de viscères creux comme l'estomac ou la vessie, ou encore le passage du bol alimentaire dans le tube digestif, ne donne lieu qu'à une sensation de plénitude. Les douleurs ne seraient ressenties qu'en cas de distension des organes creux – l'augmentation de leur dimension par tension – à l'occasion d'obstruction ou de stase pathologique.

De ce fait, on comprend la nécessité d'une stimulation en masse, ce qui permet aux phénomènes de sommation de se développer, pour qu'une douleur s'exprime. La traduction clinique de cette sensation tardive est que, lorsqu'il y a douleur viscérale, celle-ci est en rapport avec un volume important de stimuli, et témoigne d'une véritable souffrance des structures profondes.

Quand tout va bien, on ne ressent rien. La phrase du Dr Leriche me revient en mémoire : « La santé, c'est le silence du corps. » Une douleur signe un dysfonctionnement, une anomalie.

Physiologiquement, les fonctions vitales de chacun d'entre nous ne sont pas douloureuses. Elles le deviennent lorsque quelque chose ne va pas. Respirer quatorze fois par minute n'est pas générateur de douleur, mais cela le devient s'il y a inflammation, par exemple une bronchite ou une trachéite.

Prenons un autre exemple. Habituellement, le remplissage progressif de la vessie n'est pas perçu. En revanche, quand celle-ci est pleine, elle devient sensible, et l'on ressent le besoin de la vider. Et si un obstacle surgit sur les voies d'évacuation, une distension se crée et la vessie se fait douloureuse. Tout se passe comme si nos organes restaient silencieux tant qu'il n'y a ni agression ni obstacle, et devenaient douloureux dans le cas contraire. La nature est bien faite. Imaginons qu'au moindre remplissage vésical, au moindre écoulement d'une goutte d'urine dans la vessie, nous ressentions une douleur atroce dans la région inférieure de l'abdomen ! De la même façon, supposons que l'on ne ressente aucune sensation d'inconfort la nuit qui nous oblige à bouger ou à nous retourner pendant le sommeil. Nous nous réveillerions le matin avec des articulations ankylosées, des muscles présentant des hématomes, une peau abîmée par la compression entre le matelas et les os. Et tous les matins se ressembleraient...

À côté de l'hyperfonctionnement du système normal de transmission de la sensibilité, de l'excès de stimulation, il existe une autre cause de douleur. Les voies de la conduction, donc les systèmes nerveux périphérique et central, peuvent être altérées, irritées ou détruites par un trouble métabolique comme le diabète, par une infection comme le zona, par un traumatisme médullaire, par un accident vasculaire cérébral... Un dysfonctionnement de ces voies est générateur de douleur. Car sur ces circuits interviennent à différents niveaux des contrôles capables de diminuer en quelque sorte l'intensité des messages. Si ces contrôles n'existent plus ou sont réduits, le message n'est plus inhibé, il n'est plus filtré et il est en conséquence amplifié. Ces douleurs ayant pour origine une cause neurologique sont dites neuropathiques.

D'autres douleurs peuvent survenir sans qu'une cause organique puisse être retrouvée, elles ne sont en rien inventées, mais elles ne sont pas en rapport avec un dysfonctionnement d'organe, elles n'ont pas de support matérialisable : ce sont les douleurs psychogènes. Tout autre est la douleur pour laquelle aucune cause ni organique, ni psychogène n'est retrouvée, elle est dite *sine materia*, ce qui veut dire sans cause.

La douleur : un signal d'alarme

La douleur a un effet structurant sur l'homme, et l'enfant d'abord. Quand elle est aiguë, la douleur est cognitive, dans le sens où elle est porteuse de connaissance. Un enfant qui se brûle la main sur une flamme de bougie et qui hurle de douleur pendant cinq minutes apprend à ne plus se brûler. La douleur a ainsi une fonction de « bornage » : je me cogne contre un mur et je ne recommence pas. Idem pour un nourrisson qui prend un biberon trop chaud : il se brûle et crie sa douleur. La souffrance en ce sens est indispensable à l'apprentissage.

La question dès lors est claire : la douleur, en tant qu'indicateur, ne doit-elle pas perdurer pendant le traitement ? Ne joue-t-elle pas un rôle d'alerte, voire de guidage à la fois pour le patient et le médecin ?

Le syndrome d'insensibilité congénitale à la douleur souligne à l'extrême l'importance de la douleur comme signal d'alarme et la vulnérabilité de l'existence quand elle n'existe pas. Cette affection très rare (seulement quelques dizaines de cas décrits dans le monde) est caractérisée par l'impossibilité de ressentir la douleur. Les enfants atteints de cette insensibilité congénitale dès leur plus jeune âge se retrouvent avec des plaies, des fractures, des blessures sans s'apercevoir de rien. Ils se mordent la langue à leur insu en mangeant, se brûlent ou se fracturent un bras sans s'en rendre compte. Il s'agit d'une véritable infirmité qui expose l'enfant à toutes sortes de dangers. Ces enfants ne vivent en général pas très longtemps parce qu'ils sont incapables de détecter les signes d'une affection qui, sans traitement, peut être mortelle, une appendicite par exemple. Parce qu'ils laissent évoluer sans se plaindre une infection bénigne au départ, parce qu'ils se blessent sans un mot...

La douleur aiguë a donc une fonction d'alarme. Mais celle-ci est imparfaite. Par exemple nombre de cancers ne deviennent douloureux que lorsqu'ils sont déjà assez évolués, à un stade où ils ne sont plus accessibles à des traitements curatifs. La douleur, alors, ne sert plus à rien. Si, dans ces cas, la douleur était plus précoce, combien de cancers serait-il possible de dépister ? Bien plus en tout cas qu'aujourd'hui.

Mais, quoi qu'il en soit, une fois que la douleur a rempli sa fonction d'alarme, elle devient inutile. Il faut donc l'éradiquer, ou la soulager, au moins. Et rien ne sert d'attendre, le plus vite est le mieux.

« Croire » à la douleur : le cas de Franck

Franck a ressenti très vite cette fonction d'alerte. Certains médecins l'ont pris pour un fou, car les douleurs étaient intermittentes et semblaient *sine materia* : les scanners ne donnaient rien, l'IRM (Imagerie par résonance magnétique) non plus. Personne n'a donc accordé d'importance à cette douleur lancinante que Franck localise dans le ventre.

Franck est un grand scénariste de gags et de théâtre comique, qui écrit des sketches la nuit pour un certain nombre d'artistes. Il se sent seul, abandonné. Et pourtant la douleur persiste. Elle est même gênante pour son entourage, qui commence à s'irriter. Lui devient nerveux, rejette les autres, s'isole. On diagnostique un trouble du comportement et on le place en psychiatrie. Il se balance d'avant en arrière en position assise, surtout quand il est dans son lit, attitude qui passe pour un symptôme de trouble psychiatrique. On comprendra plus tard qu'il se lance dans ce mouvement pour calmer sa douleur, et de manière quasi permanente, de midi, l'heure à laquelle il se lève, jusqu'à 4 heures du matin. Il finit même par dessiner sa douleur ! Des dessins psychédéliques, avec des tourbillons, des spirales, des images floues, qui donnent le vertige, et cela toute la journée. Dans sa chambre, il a placé la croix du Christ à l'envers et se met à rire en lançant :

– Comme cela, Marie-Madeleine ne pourra jamais lui laver les pieds !

Il est le seul à rire et les médecins n'ont aucune envie de signer son bon de sortie.

Son frère médecin me demande de le prendre en charge. Sa douleur semble très organique, mais l'examen clinique ne permet pas de trancher. La description des caractéristiques de cette douleur nous fait cependant demander une nouvelle IRM. Et là, nous diagnostiquons un cancer du pancréas. Il est incroyable qu'un individu ait pu être placé en psychiatrie pour une simple douleur ! Sans sa venue à Lariboisière, Franck serait mort de son cancer… en psychiatrie ! Il est pourtant tout à fait sain d'esprit. La médecine parfois a des aspects ubuesques. La douleur ce jour-là a encore joué son rôle de signal d'alarme. Il faut toujours croire la douleur et s'acharner à en trouver la cause.

Quelqu'un qui a eu un cancer, considéré comme guéri, et qui recommence à avoir une douleur identique à celle qui existait auparavant doit être cru. Même si les IRM et les scanners sont normaux, il y a de fortes chances que l'on soit en stade infraclinique ou infraradiologique.

Le cas de Franck est sans doute extrême. Mais il induit les questions lancinantes : quelles sont les douleurs auxquelles nous sommes confrontés ? Quelles en sont les conséquences ? Quels sont les traitements à notre disposition ? Et, avant tout, quelles stratégies sont-elles à notre disposition pour évaluer l'intensité d'une douleur et, plus tard, le résultat de son traitement ?

Une évaluation difficile

« C'est comme une décharge électrique qui me traverse le visage et qui ne dure que quelques secondes, entre les crises tout va bien, et c'est deux mois dans l'année… »

« C'est une brûlure permanente, comme chauffée au fer rouge, le long du bras, de l'avant-bras, et qui se termine dans deux doigts de la main. Dès que j'ouvre les yeux le matin, allongé sur mon lit, elle est là et toute la journée c'est pareil, cela n'arrête pas jusqu'au soir. Et ça c'est toute l'année, été comme hiver, vacances ou pas… »

« Cette sensation de tête serrée comme dans un étau, de tête vide, comme si j'avais un chapeau trop petit, je l'ai depuis une dizaine d'années… »

Pour prendre en charge correctement la douleur, encore faut-il l'évaluer et vérifier, par des mesures précises et des outils adaptés, que les traitements mis en œuvre ont vraiment eu un impact sur le niveau de souffrance physique. De nombreux praticiens continuent à apprécier l'évolution d'une douleur par une simple question : « Alors, est-ce que ça va mieux ? » Le thermomètre est indispensable pour préciser le niveau de fièvre, le tensiomètre montre l'hypertension, l'électrocardiogramme confirme l'infarctus… Pour la douleur, différents outils, différents tests ont été imaginés, largement utilisés dans les centres spécialisés mais peu par les généralistes.

Avant d'envisager une prise en charge, il est donc évidemment nécessaire d'estimer de façon précise la douleur. Cette évaluation va non seulement contribuer au diagnostic, mais en plus conditionner le choix des thérapeutiques, et l'appréciation du résultat. Il n'y a pas d'examen complémentaire radiologique ou de marqueur biologique spécifique. Par ailleurs, la perception de la douleur est une expérience personnelle, un peu comme l'attirance pour un aliment ou une œuvre d'art. La seule personne capable d'évaluer sa douleur, c'est celle qui souffre.

Malgré cette dimension personnelle, des stratégies d'évaluation de la douleur basées sur différents critères ont été mises au point. La perception de la douleur est la résultante de plusieurs composantes et tout particulièrement de deux : la dimension sensori-discriminative définit l'intensité et les caractéristiques spatiales et temporelles de la douleur, et les dimensions affectives et émotionnelles définissent son retentissement sur la vie quotidienne et sa pénibilité.

Un acte médical

L'évaluation d'une douleur chronique est un acte médical privilégiant le contact entre le médecin et son patient. C'est un temps qui réclame une étroite collaboration entre les deux partenaires. Cette évaluation est faite par le médecin, selon plusieurs modalités : un interrogatoire pour retracer l'histoire de la douleur, un examen pour en retrouver les causes objectives, et enfin des outils spécifiques utilisant différentes échelles de mesure.

L'entretien initial est primordial. Beaucoup de personnes souffrant de douleurs chroniques arrivent auprès d'un spécialiste de la douleur après une longue et infructueuse quête thérapeutique. Nombre d'entre eux sont découragés, aigris ou pessimistes. Ils ont déjà consulté un grand nombre de médecins, été hospitalisés à plusieurs reprises, subi une multitude d'examens médicaux, et tenté un nombre incroyable de traitements. À l'issue de cette recherche, ils ont fini par s'entendre dire, par le dernier médecin consulté avant d'échouer dans un centre antidouleur, des phrases lourdes de conséquences, telles que « votre douleur est dans votre tête », « je ne peux rien faire pour vous », « il faudra apprendre à vivre avec ». Le rendez-vous avec le spécialiste de la douleur s'apparente à une ultime tentative, un dernier recours.

Ainsi, l'interrogatoire des malades souffrant de douleurs chroniques exige beaucoup de temps pour le praticien. Décrire une douleur n'est pas chose facile. Des mois voire des années de souffrance ont fatigué les patients, les ont rendus irritables, coléreux, impatients ou méfiants. Certains, étant donné l'opportunité qu'ils ont de s'exprimer, exagèrent leurs symptômes ; pour d'autres, le désir de tout dire fait perdre l'essentiel dans un luxe de détails inutiles.

Dans le cadre de l'évaluation de la douleur par le médecin, ce récit est fondamental, pour apprécier aussi l'attitude, le comportement, les réactions émotionnelles à travers le ton de la voix, les expressions du visage du patient. Tout doit être dit, dans la mesure du possible : le mode de début de la douleur, progressif ou brutal, secondaire à une intervention chirurgicale, à une immobilisation prolongée ou un arrêt de travail ; les modifications de la vie familiale ou sociale contemporaines du début de la douleur. Ce dernier contexte est particulièrement important à connaître, pour cerner l'éventuel rôle des difficultés psychologiques, ou encore pour rechercher des bénéfices secondaires pouvant égarer ou amplifier la plainte, comme par exemple une éventuelle réévaluation de pension ou d'indemnité...

Seront également décrits avec minutie la localisation de la douleur, son irradiation, son évolution au gré des circonstances, le type de douleur, permanente, intermittente, pulsatile, sa durée, sa périodicité, son rythme... Douleur brève, fulgurante, comme une décharge électrique qui caractérise la névralgie faciale, douleur pulsatile rythmique, comme dans la céphalée d'allure migraineuse, douleur plus sourde, d'intensité progressivement croissante qui diminue lentement pour réapparaître comme dans les maladies intestinales et coliques... Les maladies antérieures, les traitements déjà effectués devront être décrits. Cette première consultation se termine par un examen physique complet et par l'étude des différentes explorations effectuées.

Les échelles d'évaluation

La mesure de la douleur à proprement parler se réfère aujourd'hui à différentes techniques basées sur des « échelles ». Celles dites unidimensionnelles visent à n'estimer qu'une seule des dimensions de la douleur : son intensité. Elles sont soit numériques – sur une série de cinq, dix ou vingt chiffres, il s'agit tout simplement de donner une note à sa douleur en fonction de son intensité –, soit verbales : le procédé habituel consiste à employer des qualificatifs, présentés dans un ordre croissant, reflet soit de l'intensité de la douleur, soit du soulagement apporté par un traitement. Exemple : douleur absente, légère, modérée, intense ; soulagement nul, faible, modéré, important, complet. Un seul discriminant doit être retenu.

Ces méthodes, simples, comprises de tous, sont les plus employées, mais manquent de sensibilité. Les points fixes servant de repère sont en petit nombre, de trois à cinq, et il est impossible de se situer entre ces repères. Le même mot ou chiffre n'a pas la même signification pour tous. L'intervalle entre le mot choisi et le suivant ou le précédent ne représente pas une unité identique dans les échelles d'intensité douloureuse ; une douleur intense qui devient modérée est-elle comparable dans la différence à une douleur légère qui devient absente ? Ainsi la simplicité, qui fait l'avantage de ces méthodes, pourrait en contrepartie être un obstacle à appréhender la complexité de ce phénomène polymorphe.

Une autre technique, largement utilisée également dans le domaine de la dépression ou des troubles du sommeil, encore dite « thermomètre de la douleur » ou « dolorimètre », se présente comme une ligne droite, horizontale ou verticale, de dix centimètres. Les deux extrémités sont habituellement fermées et correspondent aux sensations extrêmes. Le patient marque par un trait sur cette ligne le niveau de douleur supposé qui correspond le mieux à son état. La distance mesurée en millimètres servira de référence. Cette mesure peut être répétée à différents moments du traitement pour en observer les effets.

Les questionnaires d'évaluation

Cependant, aucune de ces méthodes de mesure n'apprécie la douleur comme une entité multidimensionnelle. Elles mesurent toutes la composante de l'expérience douloureuse, certes, mais apprécient la sensation algique comme une sensation unidimensionnelle et font abstraction de toute composante affective et émotionnelle.

Melzack, un des pionniers en matière de lutte contre la douleur, a établi en 1975 un questionnaire de qualificatifs qui permet une évaluation et une quantification beaucoup plus fines. Le questionnaire définitif comporte soixante-dix-neuf qualificatifs répartis en vingt classes regroupées en quatre catégories : une première, « sensori-discriminative », c'est-à-dire tout ce qui concerne l'expérience douloureuse en termes de temps et d'espace (classes de 1 à 10) ; une autre, « affectivo-émotionnelle », qui décrit la tension, la peur, les réactions neurovégétatives ; puis la « cognitive », qui décrit l'intensité subjective générale ; et les « divers » pour les qualificatifs qui n'ont pas trouvé leur place dans les trois composantes précédentes. Les mots choisis, lors de la mise au point du test, ont été puisés dans la littérature médicale et le vocabulaire des malades et ils ont été soumis à leur approbation.

En pratique, le patient qui souffre doit choisir les qualificatifs qui correspondent le mieux à son état au moment du test. Il ne doit pas cocher plus d'un mot par classe, mais n'est pas tenu de choisir un mot dans chaque classe. Ce qui permet de calculer des scores de douleurs.

En pratique quotidienne, plusieurs échelles sont utilisées. Le questionnaire douleur de Saint-Antoine QDSA et le Mac Gill Pain questionnaire. À côté de ces outils de mesure propres à la douleur, des échelles évaluant en plus le confort et la qualité de vie commencent à être employées principalement dans les services de cancérologie.

Globalement, la réglette de dix centimètres est l'outil de référence, tout particulièrement dans la mesure de l'intensité de la douleur postopératoire, du fait d'un maniement simple, facilement reproductible et fiable. En pratique, les questionnaires plus longs à mettre en œuvre sont principalement utilisés lors des protocoles d'étude des médicaments contre la douleur en recherche clinique. Et dans les centres spécialisés pour évaluer plus particulièrement les répercussions psychologiques chez certains patients.

Après quoi, on peut envisager divers traitements.

Les principales douleurs chroniques

Ce sont bien ces douleurs, en effet, qui gâchent le plus la vie, à long terme. Une douleur de fracture disparaîtra quand celle-ci sera réduite, une douleur due à une bronchite quand celle-ci sera traitée. Mais les autres ?

Elles sont multiples et affectent de nombreuses parties du corps. Nous n'en ferons pas ici la liste exhaustive, qui mériterait un livre en soi. Rappelons les plus répandues, comme l'arthrose, qui affecte plus de neuf millions de personnes en France, avec des conséquences socio-économiques importantes.

– *L'arthrose*

Cette pathologie constitue la première source de handicap liée à l'appareil locomoteur et la deuxième cause d'invalidité après les maladies cardio-vasculaires. Or elle ne va que s'accentuer puisque l'espérance de vie augmente d'un trimestre par année vécue aussi bien chez l'homme que chez la femme. Les conséquences en sont très importantes, tant sur le plan individuel que collectif, puisque plus de la moitié de ces patients se disent handicapés, et 14 % d'entre eux partent plus tôt à la retraite.

Pour la lombalgie, les conséquences sont encore plus impressionnantes. Les patients errent souvent d'hôpital en hôpital, de consultation en consultation, pour tenter d'enrayer leur calvaire. Temps perdu, mais aussi frais perdus, remboursements de soins inutiles.

La lombalgie constitue en effet le deuxième motif de consultation en médecine générale. 80 % des Français en souffrent ou en ont déjà souffert. L'impact socio-économique est considérable : le mal de dos est à l'origine de cent dix mille arrêts de travail, ce qui représente trois millions cinq cent mille journées perdues. Cette affection coûte à elle seule tous les ans deux milliards trois cents millions d'euros. Ces chiffres font frémir, mais ce n'est pas fini. La lombalgie représente la première cause d'invalidité. En France, entre dix-huit et cinquante-cinq ans, elle cause plus de handicaps fonctionnels que le cancer, les maladies cardiaques, les accidents vasculaires et le sida.

Les coûts directs de cette pathologie restent toutefois

faibles comparés aux coûts indirects que représentent les indemnités, les compensations et la perte de production liées à l'absentéisme. Ces coûts indirects sont probablement cinq à dix fois supérieurs.

– *Jean-Baptiste : le calvaire du « mal de dos »*

Jean-Baptiste est un cadre de société, tennisman accompli, qui se rendait au bureau, tous les matins, à vélo. Sa vie a brusquement basculé dans l'horreur. Son mal, a priori banal, est un véritable supplice : Jean-Baptiste a mal au dos. Une lombalgie chronique. À l'approche de la cinquantaine, il a ressenti des pointes de plus en plus vives dans les lombaires, comme des coups de poignard. La douleur se déplace quelquefois et va crescendo, le laissant vidé. Il est avachi, se voûte, lui qui fut longtemps très sportif, avec des joggings et des excursions à pied chaque semaine. Il s'occupe moins de lui, se lave moins les cheveux, qu'il perd, par crainte de faire un faux mouvement dans sa baignoire et de rester bloqué.

Il est allé consulter des généralistes, puis des ostéopathes, des neurochirurgiens, s'est lancé dans des séances de kinésithérapie, mais rien n'y a fait, ou si peu. Tout juste médecins et ostéopathes ont-ils pu soulager sa douleur avec des anti-inflammatoires et des massages. Mais celle-ci revient sans cesse. Peu à peu, il a appris à vivre avec, mais il connaît aussi l'appréhension des crises : quand le mal va-t-il se déclencher ? Quand et où va-t-il se retrouver bloqué ? Dans sa voiture ? Au bureau ? Dans le métro ? Son angoisse, tout à fait naturelle, ne fait qu'aggraver le processus. Il redoute les faux mouvements, se contracte alors qu'il devrait se décontracter et se laisser aller durant ses heures de repos ou de loisir.

Jean-Baptiste est étonnamment calme devant sa douleur. Il sait qu'elle est là, qu'elle se cache, qu'elle resurgit quand elle veut, retorse, sournoise, qu'elle attaque son corps, ses nerfs et sa vie. Au fil des mois, il a pris sur lui, ou a essayé de prendre sur lui. Mais certaines crises sont insupportables. Et sur le long terme, à la fois la douleur elle-même et l'attente de la douleur sont elles aussi insupportables. Son quotidien s'en trouve bouleversé. Il est moins performant dans son entreprise.

– On trouve que j'ai vieilli, m'explique-t-il, que je ne suis plus à la hauteur. Alors que ce n'est pas ça, je le sais, la cause est cette douleur qui me tétanise littéralement.

Quand je le rencontre pour la première fois, Jean-Baptiste, qui est venu avec sa femme, est déjà amoindri. Mais je vais observer sa déchéance au fil des consultations. Comme pour Brigitte, mais avec des apparences, une intensité et des conséquences différentes, la douleur est en train de lui gâcher sa vie. Il redoute de prendre les transports en commun, ou même sa voiture. Il a peur surtout que ses collègues et supérieurs s'aperçoivent de ce mal, d'apparence bénigne, mais qui le handicape physiquement et psychologiquement.

Sa femme, un peu plus jeune que lui, paraît effondrée. Elle ressent chacune des angoisses de son époux, et sa panique ne fait qu'ajouter à celle de Jean-Baptiste. Tous les deux ont l'air si perturbé qu'ils font peine à voir.

Avec Jean-Baptiste, je vais mettre en place un « contrat », faire en sorte que sa situation s'améliore petit à petit, avec une association de plusieurs thérapeutiques. Il s'agit de recourir d'abord à des antalgiques de niveau 1 et 2, des opioïdes dits faibles qui agissent sur le système nerveux, des anti-inflammatoires, des décontracturants, puis un neurostimulateur externe, une boîte comportant des électrodes posées sur la zone douloureuse, et enfin de la rééducation en piscine.

Je comprends très vite que je suis là aussi pour servir d'amortisseur aux angoisses de Jean-Baptiste. Il se livre, même si c'est un homme d'une grande pudeur, mais il sait que cette douleur transforme sa personnalité. Jean-Baptiste ira mieux après plusieurs séances de ce traitement approprié et après avoir adopté le « contrat ». Et si je parle de lui, c'est pour évoquer non seulement la dégradation physique et psychique que peut susciter une forte douleur mais aussi l'extrême anxiété des patients.

Quand j'ai commencé à soigner Jean-Baptiste, je l'ai trouvé en état de léthargie, assommé par ses calmants, et je l'ai entendu prononcer bizarrement ces mots :

– Il faut souffrir.

Sa femme l'a alors réconforté :

– Mais non, tu ne dois pas souffrir, ce n'est pas une obligation...

Et en même temps, elle ne semblait pas croire à ces paroles, comme si elle se résignait elle-même à la douleur de son mari.

Je suis alors intervenu pour dire aux deux époux que la douleur n'est pas une fatalité, et qu'en même temps il ne faut pas l'ignorer, ne pas la refouler. L'essentiel étant d'en parler à son entourage, sans exagération, mais sans tabou non plus. Vivre avec, en somme.

La médecine a perdu bien du temps avec Jean-Baptiste. À l'instar de beaucoup de malades, il évoquait sa douleur comme si c'était une chose honteuse, comme si le corps devait endurer tant d'avanies, comme si la société nous sommait de laisser de côté les tourments de l'organisme, une fois la maladie prise en compte.

Au fur et à mesure que je le traite, Jean-Baptiste reconnaît sa douleur. Il en parle comme si elle était partie intégrante de son corps. La souffrance n'est plus pour lui un tabou. Il l'évoque désormais autour de lui, dans son entourage qui a appris à vivre avec, à prendre en compte cet homme souffrant, dans son milieu professionnel aussi. Je m'aperçois que ses traits se sont détendus au fil des séances. Il a recouvré un certain entrain, non seulement parce qu'il sait que la douleur peut être moindre, mais aussi parce qu'il *considère* désormais sa douleur.

– François : un cancer trop douloureux

Quant au cancer, devenu en 2003 priorité nationale, quelques chiffres nous font mesurer l'importance du problème. Cent cinquante mille personnes en sont décédées en 2006. Huit cent mille hommes et femmes vivent actuellement avec une tumeur et deux millions en ont eu une. La douleur est le symptôme le plus fréquent de cette maladie. Comme dans toutes les affections, les cancers ont différents stades d'évolution. Tous stades confondus, la douleur est présente chez 30 à 50 % des patients, et pour les stades avancés, jusqu'à 90 % des cancéreux vont présenter des douleurs. Et là encore, la presque totalité des patients pourrait être correctement soulagée.

Quand je vois débarquer François à l'hôpital, je me dis qu'il doit endurer depuis longtemps le supplice. La cinquantaine, portant encore beau n'était son visage déformé, il souffre d'un cancer du pancréas, diagnostiqué après de vives douleurs dans le dos, comme des barres qui s'élancent vers l'épaule gauche. Écrivain, François fume un paquet et demi de cigarettes par jour et boit beaucoup d'alcool...

– Afin d'y puiser l'inspiration, dit-il.

Lorsque la douleur revient, il doit tout arrêter, ne peut

plus se concentrer. Il se masse alors le ventre, mais la douleur perdure. Son médecin lui a d'abord recommandé du paracétamol et de la codéine, puis de la morphine, que François a rejetée dans un premier temps puis qu'il a fini par accepter. Les doses ont été progressivement augmentées, passant de trente milligrammes à mille deux cents milligrammes toutes les douze heures. Mais François déprime, il estime que ce traitement est synonyme de fin, « un médicament de l'extrême », comme le pensent, nous l'avons vu, nombre de patients.

Quand je le reçois au centre antidouleur de Lariboisière, il est visiblement à bout, n'a plus le goût de vivre, ne trouve plus la force d'écrire ni l'inspiration. Et surtout il souffre toujours. J'ai l'impression qu'on lui a dit que cette douleur, on n'y pouvait rien. Or, François n'aspire qu'à une chose : vivre sans douleur, même avec la perspective d'une mort prochaine. Ses derniers mois, ses dernières années, il veut les passer serein, débarrassé de toute grande souffrance.

Je suis sensible à cette démarche, à cette demande d'un homme qui sait pourtant que sa maladie est incurable.

Une infiltration du plexus cœliaque, à l'origine de l'innervation de la zone douloureuse, est proposée. Celle-ci est réalisée rapidement. Sous anesthésie locale, l'intervention consiste à infiltrer une solution neurolytique pour détruire les tissus nerveux. L'opération est efficace. Dès la fin du geste, François ne souffre plus. Il n'a pas vaincu son cancer, mais sa douleur, elle, est vaincue. Et pour lui, c'est l'essentiel. Rentré chez lui, il arrête progressivement la morphine.

Il va désormais vivre avec son mal, certes, mais l'absence de souffrance lui permettra de revenir parmi les hommes. Vaincre la douleur, c'est aussi rendre à un patient son « humanité », même à l'approche de la mort.

Nous avons également évoqué les douleurs récurrentes consécutives à un zona, les douleurs névralgiques, faciales ou autres (névralgie cervico-bracchiale, névralgie du moyen fessier) lançantes et lancinantes, et j'épargnerai au lecteur la liste de toutes les autres. Il est important de savoir néanmoins qu'il existe des douleurs peu fréquentes, voire rarissimes, mais auxquelles les praticiens doivent penser, quand l'interrogatoire du patient les amène sur ces voies.

– *L'algie vasculaire de la face : rarissime mais intolérable*

On en ignore les causes. Elle touche plutôt les hommes jeunes et frappe un seul côté du visage, derrière l'œil, déclenchant une douleur épouvantable, décrite comme l'une des plus terribles qui soient. Cette algie est saisonnière, réduite généralement (pas toujours) à deux crises dans l'année, mais qui durent chaque fois environ trois semaines !

Personnage élégant, intelligent, front haut et démarche syncopée, la cinquantaine svelte, Jacques est atteint d'une algie vasculaire de la face, c'est-à-dire d'une violente douleur dans le visage en rapport avec une dilatation des vaisseaux. Il gémit souvent, mais tente de garder sa dignité. Puis la douleur reprend. Elle est violente, indicible, tant les mots lui manquent pour décrire ce qu'il ressent, la violence du mal qui est en lui. Une sensation d'arrachement de l'œil qui se ferme, qui pleure, la narine qui coule du côté de la douleur : voilà ce qui lui arrive tous les jours à heures fixes, à 18 h 30, à 23 heures et à 3 h 30. Chez lui, il n'y a pas de saison pour le mal.

Au fil des jours, les douleurs persistent. Elles continuent d'irradier son corps, de fermer son visage, d'assombrir ses traits. Plus rien alors ne compte, même plus sa famille. Irascibilité de l'homme qui souffre. Dans ces moments-là, la douleur est tellement intense qu'il ne sait plus que faire. Honte de lui-même aussi devant le spectacle des grimaces et du front qui se plisse, comme s'il portait le poids du monde sur ses épaules.

Il y a ainsi en lui un Jacques serein et un Jacques souffrant, un Jacques qui vit et un autre qui subit un calvaire. Un monde sépare les deux personnages. Jacques qui souffre oublie tout, jusqu'à ses racines, il rejette son moi, ses origines, ses convictions, est prêt à tout pour calmer sa douleur. Il pensait l'apprivoiser, la dompter en partie, vivre avec, se contenter de cette existence avec une pointe au cœur, une souffrance dans la tête. Mais même cela n'est pas envisageable, trop dur, au-dessus de ses forces. Ce n'est pas être douillet, s'excuse-t-il, c'est que tout s'effondre, plus rien ne tient, comme si les secousses d'un tremblement de terre jetaient au sol les bibelots, livres et vaisselle patiemment accumulés sur les étagères d'un appartement. Oui, c'est cela, souffle-t-il, plus rien ne tient, tout s'écroule, et soi avec. Là encore, échec de la médecine à traiter la douleur en tant que telle. Comme si les souffrants n'avaient pas le droit de soigner leur douleur, indépendamment de leur maladie. Ce constat, je le ferai encore et encore, d'une manière plus limpide, dans l'action humanitaire, en rencontrant les victimes de catastrophes naturelles, de séismes, et surtout du sida, du cancer, ainsi que des amputés.

Mais ce qui est encore plus poignant, c'est de voir la déchéance de Jacques. Au fil des semaines, ce n'est plus Jacques qui vit et Jacques qui souffre. C'est uniquement Jacques qui souffre. Toute sa relation au monde s'inscrit dans le constat de la douleur. « Ma douleur tient tout l'horizon », écrivait Alphonse Daudet dans *La Doulou.* Une douleur incommunicable. Et qui rend presque muet, car les autres ne peuvent pas comprendre, ne peuvent pas enregistrer sur le long terme la souffrance. On ne parvient pas à la faire partager. La souffrance est une grande solitude.

Jacques s'enferme de plus en plus. Il s'emmure même. Son corps se met à se recroqueviller, il perd son élégance, son affabilité. Cette déchéance, cette solitude, je les constate à chaque fois que je le revois en consultation.

La vision du monde de Jacques est doloriste. Jusqu'à présent, il avait *oublié* son corps. Son bonheur, c'était le silence de son corps, hormis quelques maux bénins. Le corps ne parle pas, donc il est heureux. Puis le corps s'est mis à parler, à gémir, et le cerveau a suivi. Le monde lui aussi a suivi. Le monde est devenu une grosse douleur. L'esprit en est bien souvent affecté : le patient devient dépressif. Dépression et douleur s'entretiennent ainsi l'une et l'autre chez Jacques, qui finit par considérer tout son environnement comme une douleur.

Je pratique la médecine depuis des années et pourtant je suis étonné par ce constat : l'homme qui souffre d'une manière chronique est un être qui se replie sur lui, qui se love dans sa carapace. Plus rien d'autre n'a d'importance. La présence de la douleur est une obsession qui prend toute l'énergie mentale d'un être humain. Je songe à ce qu'écrivait Léon Tolstoï dans *La Mort d'Ivan Ilitch :* « Que ce fût le soir, le matin, dimanche ou vendredi, c'était toujours la même chose pour Ivan Ilitch : toujours cette sensation sourde qui ne le lâche pas un seul instant. »

Quand je revois Jacques, je me dis que le combat contre la douleur n'a pas été vain. Au contraire : il a réussi à faire prendre en compte les souffrances. Il a rendu aussi sa dignité à maintes personnes qui « souffraient le martyre ». Jacques ne parlait que d'une chose : mettre fin à ses jours, en se tirant une balle dans la tête ou en se jetant par la fenêtre. Je le croyais sur parole.

Après un traitement approprié, qui permet d'éviter ces crises, Jacques a repris une vie normale, il ne gémit plus à longueur de journée, pense à lui à nouveau, à sa famille, à ses proches. Il a été soulagé par un traitement médicamenteux de fond et par un traitement de crises, à prendre en cas de besoin.

Tous les patients atteints d'algie vasculaire n'ont pas cette chance et, pour certains, les traitements médicamenteux se révèlent insuffisants ou inefficaces. Dans quelques cas rares, on est amené à proposer l'infiltration du ganglion en cause.

– *Une douleur souvent occultée : les séquelles cicatricielles*

Les douleurs neuropathiques, celles qui sont causées par une lésion de fibres nerveuses, que ce soit au niveau du système nerveux périphérique ou central, peuvent parfois survenir après un geste ou une intervention banale. C'est le cas de Bernard.

Bernard, quarante-quatre ans, infirmier, a été opéré d'une hernie inguinale droite il y a quatre ans, tout ce qu'il y a de plus banale. Il rentre chez lui cinq jours après son intervention et reprend son travail quinze jours plus tard. Sa cicatrice est insensible, quelques centimètres de peau de part et d'autre de la cicatrice sont endormis. Deux mois plus tard, des douleurs apparaissent progressivement. Il consulte à nouveau son chirurgien qui élimine une récidive et constate que la peau est belle et qu'il n'y a pas de complication au niveau de sa cicatrice. Il lui dit qu'il faut être patient et que cela va s'arranger avec le temps. La douleur devient permanente, elle ressemble à une brûlure, avec parfois des torsions accompagnées de paroxysme. Bernard revoit son médecin traitant qui lui prescrit du paracétamol, lequel le soulage modérément.

Toutes les interventions chirurgicales peuvent s'accompagner de ces douleurs, dues à une lésion d'un nerf qui peut être distendu, comprimé ou sectionné. Ce sont des douleurs neuropathiques. Tous les chirurgiens ont rencontré plusieurs fois ce type de douleurs et pourtant on ne retrouve pas grand-chose dans la littérature médicale. Ces douleurs sont bénignes, mineures, elles ne sont pas exceptionnelles mais vont discréditer le bénéfice de l'intervention, qui va dans la plupart des cas régler le problème initial. Toutes les interventions sont concernées, mais le risque de survenue est plus important quand la voie d'abord est délabrante et importante. Une thoracotomie, une laparotomie ou une lombotomie large (ouverture du thorax, de l'abdomen ou de la loge rénale) peuvent être pourvoyeuses de ce type de douleurs. Cependant les « petites » interventions ne sont pas exemptes de ce genre de complications : la pose d'un drain par une petite contre-incision abdominale peut en être responsable. Plus que l'incision elle-même, c'est le trajet et l'orientation qui sont en cause.

L'anatomie des nerfs explique la prévalence différente d'apparition de douleurs. Les laparotomies[1] sus et sous-ombilicales sont rarement responsables de douleurs persistantes. La ligne dite médiane sur laquelle se fait l'incision est peu innervée. Les nerfs intercostaux s'arrê-

1. Ouvertures chirurgicales de l'abdomen.

tent en demi-ceinture sans traverser cette ligne. Ils ne sont donc pas concernés par l'incision chirurgicale. Au contraire, une incision latérale croise la partie terminale des nerfs intercostaux et un ou plusieurs nerfs peuvent être sectionnés, ce qui induit des douleurs neuropathiques. C'est la raison pour laquelle une incision du flanc droit pour appendicectomie doit être oblique et donc parallèle au trajet des nerfs de la paroi abdominale.

Le diagnostic de ce genre de douleur se fait sur l'interrogatoire et sur l'examen clinique qui montre une cicatrice, et son pourtour totalement anesthésié ou endormi. Il existe une douleur sur une région endormie ! Ces douleurs répondent mal aux antalgiques périphériques comme le paracétamol ou aux morphiniques. Les antidépresseurs et les anticonvulsivants sont indiqués. La neurostimulation externe, les infiltrations percutanées du nerf lésé, une thermocoagulation peuvent être d'une certaine efficacité. Inutile de réintervenir chirurgicalement, c'est sur la *prévention* de ce type de douleur qu'il faut insister, pendant l'intervention initiale. Étirer, comprimer ou sectionner un nerf pendant l'intervention doit être évité.

De même, les douleurs postopératoires doivent être traitées, car elles sont le point de départ de douleurs persistantes. D'une façon générale, les douleurs aiguës peuvent se chroniciser et faire le lit de la douleur chronique si elles ne sont pas combattues, d'où l'importance de ne jamais laisser évoluer une douleur pour son propre compte.

Et pour tous ces cas, il existe des traitements. Encore une fois, je ne prétends pas qu'on puisse éradiquer toutes les douleurs, mais nous avons quand même à notre disposition une panoplie de traitements, des plus « classiques » aux plus modernes, des plus orthodoxes aux plus discutés – parfois encore – par la médecine traditionnelle mais qui ont fait leurs preuves.

– VIII –

LES TRAITEMENTS DE LA DOULEUR CHRONIQUE REBELLE

Un arsenal thérapeutique assez large a été mis au point au fil des siècles pour affronter la douleur. S'il reste insuffisant dans certains cas rebelles, il est surtout encore insuffisamment utilisé pour soulager les patients. Cet arsenal thérapeutique, très varié, va d'une gamme de médicaments de mode d'action et de puissance variables à des techniques d'électrostimulation différentes selon le type de sensation à soulager, en passant par la parole, c'est-à-dire le soutien psychologique. Dans la mesure où chaque douleur est spécifique, il serait illusoire d'imaginer qu'un traitement prévaut sur un autre. C'est l'adaptation des moyens à chaque situation qui est à la base de la prise en charge de la douleur. Bien sûr, le traitement de la cause de la douleur est la première priorité, associé ou non à un traitement antalgique symptomatique. Par exemple, le traitement antibiotique a souvent un effet rapide sur les douleurs liées aux surinfections de la sphère ORL... Mais même si l'origine du mal n'est pas toujours identifiée (et d'ailleurs même si elle l'est), il ne sert à rien d'attendre pour soigner la douleur.

La pharmacopée

La manière la plus courante de prendre en charge la douleur, c'est le recours aux médicaments. Les antalgiques ou les analgésiques sont définis comme des médicaments capables de diminuer ou d'abolir la perception de la sensation douloureuse sans entraîner de perte de conscience. Cependant, il s'agit d'une classe thérapeutique très hétérogène, les produits qui y sont inclus ont un mode d'action variable, des conditions d'utilisation plus ou moins banalisées, des effets secondaires différents. L'Organisation mondiale de la santé a classé les médicaments antalgiques en trois catégories, selon leur puissance d'action. Ces trois niveaux ne sont pas valables pour toutes les douleurs : seules celles qui sont causées par un excès de stimulation peuvent être traitées par ces médicaments. Le premier niveau regroupe les antalgiques utilisés pour calmer les douleurs légères à modérées et comprend les dérivés de l'acide acétylsalicylique (aspirine), les dérivés de l'acétaminophène (le paracétamol) et les anti-inflammatoires non stéroïdiens, médicaments les plus connus et les plus largement utilisés dans le monde. Le deuxième niveau regroupe les opioïdes faibles (comme la codéine, le dextropropoxyphène, le tramadol ou les associations paracétamol avec un des trois principes actifs), qui sont réservés aux douleurs d'intensité modérée à sévère, et le troisième niveau comporte les opioïdes forts destinés aux douleurs intenses.

C'est en fait l'intensité de la douleur qui va guider le choix de l'un de ces trois niveaux, indépendamment du mode – début précoce ou tardif –, de la localisation de la douleur (circonscrite ou étendue) et du degré d'évolution. Classiquement les opioïdes ne sont pas prescrits en premier lieu, cependant, si la douleur est intense d'emblée, il est licite de proposer un antalgique de niveau 3. Dans les autres cas, il est nécessaire de respecter une stratégie médicamenteuse qui a été définie par l'OMS en 1984. Le passage d'un niveau à l'autre doit être rapide et n'est réalisé que lorsque les médicaments d'un palier se sont avérés inefficaces ou insuffisamment efficaces. L'association d'un analgésique périphérique et d'un analgésique central est licite.

Ce schéma a l'avantage de la simplicité, mais il n'a été validé que pour les douleurs en rapport avec un cancer et il ne s'intéresse pas à l'aspect qualitatif de la douleur. Ce sont les douleurs par excès de nociception qui répondent le mieux aux morphiniques.

La façon de prendre des médicaments antidouleur est fondamentale et, dans bien des cas, des conseils concernant leur prise suffisent à améliorer la situation. En effet, la plupart des patients attendent d'avoir très mal pour prendre leur médicament et ils en consomment le moins possible afin de ne pas s'habituer. C'est exactement le contraire qu'il faut faire. Il faut *prévenir* la douleur en ayant une concentration stable de l'antalgique dans l'organisme. Car si la douleur est présente, on devra attendre que cette concentration soit efficace : cela demande du temps et le patient a mal.

Quant aux douleurs dites neuropathiques, elles répondent mieux aux antidépresseurs et aux anticonvulsivants.

L'aspirine, la star des médicaments

L'aspirine représente la moitié de la consommation mondiale des médicaments antidouleur. C'est le plus largement utilisé en autoprescription. En France, plus d'une soixantaine de spécialités contiennent de l'aspirine.

L'utilisation des plantes contenant des salicylés remonte à l'Antiquité. Au Moyen Âge, elles sont proposées sous formes de potions ou d'emplâtre, soit d'écorce ou de feuilles de saule, soit de reine-des-prés (*spiræa ulmaria*). Les indications sont le traitement de la fièvre et de la douleur. Les premiers essais cliniques et publications datent de 1763, lorsque le révérend Edward Stone traite les accès de fièvre dus au paludisme avec des écorces de quinquina. Celles-ci ont un goût très amer. Or l'écorce de saule présente la même amertume. Cette similitude servit de prétexte au révérend Stone pour la prescrire dans les états fébriles avec une meilleure efficacité.

En 1828, une forme cristalline de salicine, principe actif responsable de l'amertume de l'écorce de saule, est isolée par un pharmacien français, Henri Leroux : c'est l'acide salicylique. Leroux lui donne le nom de salicyne, d'où le nom générique de salicylés ou salicylates de cette famille pharmacologique. Puis, en 1853, le chimiste strasbourgeois Charles Frédéric Gerhardt réalise pour la première fois la synthèse de l'aspirine : l'acide salicylique puis son acétylation en acide acétylsalicylique. Mais Gerhardt ne poursuit pas ses travaux : le procédé d'extraction est long, et il semble qu'il ne soit pas au mieux avec le pharmacien chimiste référent de Napoléon III, le Dr Dumas, sans le soutien duquel il est difficile de poursuive des recherches.

Quarante-cinq ans après la mort de Gerhardt, M. Hoffmann souffre de rhumatisme. Son traitement consiste en la prise de salicylate de soude. L'acide salicylique est irritant pour la muqueuse gastrique, et c'est son sel de sodium qui est utilisé : le salicylate de soude. En raison de son amertume, ce produit est difficile à supporter. Le fils de

M. Hoffmann, Félix, jeune chimiste de vingt-neuf ans, s'en soucie. Employé de la firme pharmaceutique Bayer, il travaille d'arrache-pied pour trouver une solution. Il reprend alors la méthode de Gerhardt, la simplifie et, le 10 août 1897, il réalise avec succès la synthèse industrielle stable de l'acide acétylsalicylique. Deux ans plus tard, Bayer dépose la marque aspirine : *a* pour acétylation, *spir* pour spirée, le nom scientifique de la reine-des-prés, et *ine* qui est utilisé très souvent en pharmacologie, comme par exemple pour la quinine, la codéine, la digitaline...

Le succès est d'emblée considérable.

Non seulement la fièvre est traitée de façon très efficace, mais le sont aussi un grand nombre de douleurs qui n'avaient auparavant aucun traitement, migraine, sciatique, rhumatisme, douleurs dentaires ou en rapport avec un traumatisme voire un cancer.

Le premier traitement antalgique efficace est né.

Il est largement prescrit sans que l'on ait la moindre idée de son mécanisme d'action. Une telle aventure pharmacologique identique serait probablement impossible de nos jours ! Si le dossier de l'aspirine devait être présenté à l'Agence française de sécurité sanitaire et des produits de santé, qui seule peut accorder l'autorisation de mise sur le marché, passage obligatoire pour que le médicament se retrouve dans les rayons du pharmacien, il serait fort à craindre que ce dossier soit rejeté...

L'engouement pour ce médicament miracle franchit allègrement les frontières et en 1915, l'aspirine est commercialisée en France, par Rhône-Poulenc, sous le nom d'aspirine du Rhône. Ce médicament est déclaré dette de guerre et le traité de Versailles dépossède Bayer de son brevet, qui tombe dans le domaine public.

C'est toujours un antalgique de choix, et l'on est loin

d'avoir mis au jour tous les bénéfices à en attendre. L'aspirine miracle n'a pas encore livré tous ses secrets...

Le paracétamol, erreur d'un pharmacien strasbourgeois

Mais l'aspirine n'est pas tout. Les antalgiques antipyrétiques[1] sont largement prescrits et utilisés en France. Il s'agit des dérivés du paracétamol, de la phénacétine. Leur activité antalgique et antipyrétique est comparable à l'aspirine, mais, grand avantage, ils n'ont pas d'action sur les muqueuses gastriques. Leur toxicité est pratiquement nulle. Le seul danger reste l'ingestion accidentelle ou volontaire de doses massives entraînant une nécrose cellulaire hépatique irréversible.

Tout cela explique l'importance du paracétamol, qui a progressivement concurrencé l'aspirine. En 1989, les médicaments à base de paracétamol représentaient 56 % des ventes de médicaments antalgiques en Grande-Bretagne, 44 % aux États-Unis contre 35 % en France. La consommation de l'aspirine a diminué tandis que celle du paracétamol a augmenté. Progressivement, les deux consommations se sont égalisées, puis le paracétamol est devenu le chef de file des antalgiques périphériques.

Historiquement, l'anecdote met la découverte de ce produit sur le compte d'une erreur d'approvisionnement d'un pharmacien strasbourgeois, qui s'est trompé et a délivré de l'acétanilide à la place du naphtalène aux deux médecins qui étudiaient l'effet de ce dernier produit sur des

1. Qui diminuent la fièvre.

parasitoses intestinales. À quoi tiennent parfois les grands progrès de la médecine...

Opium et morphine

Autre antalgique révolutionnaire, la morphine est extraite des capsules du pavot blanc ou *Papaver Somniferum*. Pour l'obtenir, il faut pratiquer une incision dans les capsules, d'où s'écoule un suc laiteux ou latex qui prend une teinte brune en s'oxydant avec l'air. Il faut inciser vingt mille capsules de pavot pour fabriquer un kilo d'opium. L'opium contient plusieurs alcaloïdes : la thébaïne, la codéine et la morphine, à hauteur de 10 %.

Deux phénomènes vont permettre à l'opium de s'imposer sur la plan médical.

Tout d'abord Thomas Sydenham, qui positionne son utilisation dans le traitement des douleurs : « Entre tous les remèdes dont le Dieu tout-puissant [...] a fait présent aux hommes pour adoucir leurs maux, il n'en est pas de plus universel ni de plus efficace que l'opium. » L'opium offre non seulement l'avantage de calmer les douleurs physiques, mais également les douleurs morales. En outre, il pourvoit aux rêves et à l'évasion et se voit bientôt recherché par de nombreux intellectuels qui vont en abuser. Les absences d'inspiration légitiment pour Baudelaire, Nerval, Gautier, Daudet, Maupassant ce qui devient une mystique, celle des paradis artificiels. Ils prendront la drogue sous forme de pilules ou sous forme liquide : c'est le fameux laudanum.

Inventé au XVIIe siècle, le laudanum est une teinture d'opium safranée qui contient, selon la version de la *Pharmacopée française* de 1937, cent dix grammes de poudre d'opium, neuf cent vingt grammes d'alcool à trente degrés, cinquante grammes de safran incisé, un gramme d'essence de cannelle de Ceylan et un gramme d'essence de giroflée. À la fin du XVIIIe et au début du XIXe siècle, il fait une percée spectaculaire en Grande-Bretagne ; ce produit est consommé aussi bien dans les milieux ruraux que par les élites. Même les nourrissons prennent du thé au pavot ! La naissance de la grande industrie s'accompagne de l'exploitation des hommes, de la surcharge des grandes villes, d'une misère urbaine dont les conséquences sont l'alcoolisme et la consommation de laudanum, dans le but d'oublier ou de dépasser les conditions misérables dans lesquelles vivent les ouvriers des manufactures.

Sur le plan de la thérapeutique, en 1805, un jeune pharmacien chimiste allemand de vingt ans, Friedrich Wilhem Sertüner, essaye d'identifier à Hanovre le principe actif de l'opium. Il isole un alcaloïde qu'il baptise morphine en référence à Morphée, le dieu grec des songes. Friedrich Sertüner fait son apprentissage de pharmacien en Westphalie à Paderborn : il isole tout d'abord un acide organique qu'il administre sans résultat à un chien. Il reprend ses expériences et alcalinise les solutions mères de ses extraits aqueux. Une substance blanche apparaît qui, cette fois, administrée chez le chien, provoque un endormissement rapide et profond. Sertüner est un inconnu et va le rester jusqu'en 1811, quand il confirmera que la morphine est bien une substance alcaline. En 1817, il publie ses travaux dans le *Gilbert's Annalen der Physik*, où il relate ses expériences sur le chien, sur lui-même et sur trois de ses amis. Cette publication est reprise par l'ensemble de la presse scientifique et médicale.

À Paris, Louis Joseph Gay-Lussac, intrigué, lit la publication allemande et demande à P.J. Robiquet de refaire l'expérimentation. Ce dernier confirme les résultats de Sertüner. Aussitôt Gay-Lussac décide que toutes les substances présentes dans une réaction alcaline se termineraient par *ine*.

Mais revenons à ce courant très en vogue dans les milieux littéraires et artistiques des années 1880. Il est précédé par une série d'avancées technologiques facilitant l'administration des médicaments qui feront date dans l'histoire de la toxicomanie. Tout d'abord, la seringue n'existe pas, il faut l'inventer : ce fut fait par Alexander Wood, médecin anglais. Il réalise la première injection de l'histoire de la médecine il n'y a pas si longtemps, en 1853. L'orthopédiste français Charles Gabriel Pravaz améliore la technique en inventant le piston en pas de vis. La morphine peut donc à partir de cette date être injectée en sous-cutané, en intramusculaire et intraveineux, avec des effets attendus pouvant survenir plus rapidement et de façon plus intense que l'opium pris par la bouche ou fumé. Autant dire que c'est le début à large échelle de la toxicomanie !

Mais c'est aussi une nouvelle thérapeutique, à condition, bien sûr, de l'utiliser à bon escient. Or, à cette époque, la morphine est massivement prescrite dans les hôpitaux. L'absence de contraintes administratives ou médico-légales participe à cette diffusion. Il n'y a pas de carnet à souches à remplir, et la prescription est libre. Le milieu médical, médecins, infirmières, n'échappent pas à cette morphinomanie, et l'on retrouve même de nombreux médecins toxicomanes. Ce médicament devient un danger, car son abus de consommation dans des conditions qui ne correspondent pas au traitement d'une douleur est dangereux. De bénéfique, la morphine est devenue un fléau social qu'il faut arrêter. Le législateur va s'en charger et le 12 juillet 1916, en pleine guerre mondiale, est votée la loi qui institue un contrôle et distingue trois tableaux. Cette loi définit ce qu'est une substance vénéneuse et classe ces produits en trois tableaux : A pour les substances toxiques, B pour les substances stupéfiantes et C pour les substances dangereuses. Le contrôle est établi, l'usage de la morphine et de l'opium pour des raisons non médicamenteuses cesse. Du moins officiellement car la vente illégale débute, et le trafic peut se développer.

De cette succession d'événements va naître la suspicion vis-à-vis d'un médicament qui va désormais être appréhendé comme une drogue. Ce n'est plus un produit comme les autres. La présence d'une législation forte, nécessaire, va entraîner une diminution de la prescription, une perte d'habitude en ce qui concerne le maniement du produit par le médecin, ce qui, à la longue, va se traduire par un renforcement de la suspicion qui va perdurer jusqu'à nos jours.

Il va falloir attendre 1999 pour que le carnet à souches soit supprimé et remplacé par des ordonnances sécurisées, dites infalsifiables.

Les médicaments opioïdes disponibles actuellement (une dizaine de produits différents sont sur le marché) agissent au niveau du système nerveux central, sur des récepteurs aux opiacés mis en évidence dans le cerveau, tout particulièrement dans le tronc cérébral et dans la corne postérieure de la moelle épinière. L'efficacité de la morphine s'explique donc par le fait qu'elle se lie à des récepteurs dont le rôle est d'inhiber la douleur. L'effet antalgique des morphiniques est très puissant, et peut s'accompagner d'euphorie, de détente, ou d'excitation.

La morphine existe sous deux formes : le chlorhydrate et le sulfate de morphine. Les modes d'administration sont aujourd'hui multiples : voie orale, rectale, en injection sous-cutanée, intramusculaire ou intraveineuse, épidurale... La perfusion continue permet de maintenir des taux de médicament relativement stables dans le sang.

La forme est choisie en fonction de la rapidité et de la durée d'action désirées. Par voie intraveineuse, la morphine produira un effet plus rapide et puissant que par voie orale. Mais celle-ci permet une action de plus longue durée. L'effet calmant s'observe quatre-vingt-dix minutes après une prise par comprimé, quarante-cinq minutes après une injection intra-musculaire et trente minutes quand celle-ci est faite par voie sous-cutanée.

Des pompes à perfusion continue permettent de maintenir un soulagement de la douleur stable dans le temps, contrairement à ce qui se passe avec les administrations ponctuelles qui calment d'une manière croissante puis rapidement décroissante, plaçant les patients devant la hantise du retour de la douleur.

La voie orale est cependant la plus simple. C'est celle qu'il faut privilégier. Les formes à libération prolongée ont transformé la vie des malades. Elles sont mieux tolérées, chaque comprimé ou gélule étant efficace pendant douze heures, ce qui permet de ne prendre que deux prises par vingt-quatre heures. Il existe également des patchs contenant des opioïdes forts (le fentanyl), qui sont actifs pendant trois jours. D'autres opioïdes forts, qui ne sont pas des morphiniques, existent : l'oxycodone ou l'hydromorphone.

Les formes à libération immédiate, c'est-à-dire des comprimés de chlorhydrate de morphine, sont disponibles depuis quelques années. Leur intérêt est d'agir très rapidement en vingt à trente minutes. Récemment des opioïdes (fentanyl) sous forme de sucettes ont été mis à disposition des médecins : ils entraînent un soulagement de la douleur en quelques minutes. Ils sont très utiles pour les douleurs aiguës, prévisibles ou non, en complément de la forme à libération prolongée.

Ces médicaments sont très actifs, mais au prix d'effets secondaires que l'on ne saurait négliger : modification de l'humeur, nausées, vomissements, et surtout constipation. Bien connaître et comprendre les effets indésirables permet de maîtriser convenablement la toxicité des opioïdes.

Les problèmes liés à la morphine les plus fréquemment mentionnés sont l'accoutumance – qui se traduit par une diminution de l'effet recherché alors que les doses n'ont pas changé –, et la dépendance physique et psychique.

La crainte de la dépendance psychique explique les réticences à donner des morphiniques que l'on a eues pendant des années. En réalité, les études les plus récentes ont montré que le risque de toxicomanie chez les patients traités par des morphiniques pour des douleurs chroniques majeures ou en cas de cancer est très faible. Une étude internationale portant sur près de douze mille patients n'a identifié que quatre cas de toxicomanie.

L'emploi des morphiniques doit être prudent, chez les personnes âgées, ou chez celles qui souffrent d'insuffisance hépatique ou rénale. L'arrêt brutal du traitement peut entraîner un syndrome de sevrage, d'où la nécessité de diminuer les doses progressivement pour arrêter.

Par ailleurs, en dehors des contre-indications à l'utilisation de la morphine, le risque de la dépression respiratoire est un mythe qu'il faut détruire. Si les cinq recommandations de l'OMS sont respectées (prescription par voie orale, à horaire fixe, en respectant l'échelle de l'OMS à trois niveaux, détaillée et personnalisée) et si l'on prend la précaution d'augmenter progressivement les doses, cet effet secondaire n'existe quasiment pas.

Cela dit, les opioïdes, bien prescrits, soulagent la douleur et il est regrettable que leur utilisation rencontre tant d'obstacles, qui tiennent en partie aux peurs du prescripteur et à celles des patients.

Une formation insuffisante des professionnels de la santé, des lois restreignant la fabrication, la distribution, la prescription et la délivrance de ces produits, mais aussi les réticences des professionnels de la santé par crainte de sanctions légales ou par crainte de vol ou d'effraction, la lourdeur des prescriptions réglementaires et le risque de détournement sont les raisons classiquement évoquées. Mais plus que toute autre, c'est la crainte infondée de la toxicomanie, la peur de transformer son malade en toxicomane qui est en première ligne.

Quant aux patients, chez eux la morphine n'a pas bonne réputation, elle est considérée comme le médicament de l'extrême, celui que l'on donne quand la fin n'est pas bien loin.

Les médecins ont donc un devoir d'explication. Certes la morphine n'est pas la solution pour toutes les douleurs, et d'ailleurs elle n'agit que très peu sur les douleurs neuropathiques, mais c'est assurément l'antalgique qui donnera le meilleur résultat pour les douleurs cancéreuses par excès de nociception. C'est un médicament comme un autre. Il ne s'agit pas de banaliser ce produit, mais les réticences qui entourent le mot « morphine » ne sont pas fondées. Il y a probablement, en France, plus d'accidents avec les anticoagulants et l'insuline qu'avec la morphine, alors...

Il faut bien savoir, aussi, que prendre de la morphine ou un autre opioïde n'est pas entrer sur une voie de non-retour. Si l'intensité de la douleur diminue, il faudra réduire la posologie, voire l'arrêter.

Si l'on admet désormais très largement l'emploi des opioïdes dans le traitement des douleurs d'origine cancéreuse, cette pratique n'est pas aussi répandue pour les douleurs chroniques bénignes, celles qui ne mettent pas en jeu l'espérance de vie. Et là, il faut souligner l'absence d'un nombre significatif d'essais cliniques permettant de trancher de façon claire.

Chaque cas doit être pensé de façon indépendante et différente. Prescrire un opioïde fort à petite dose chez un patient âgé perclus d'arthrose qui retrouve ainsi une qualité de vie qu'il ne connaissait plus ne pose pas de problème « de conscience ». Parmi les questions majeures figurent les risques auxquels on peut exposer les malades, notamment chez des sujets jeunes atteints de maladies rhumatismales chroniques. Les avantages et les inconvénients d'une prescription de médicaments opioïdes (niveaux 2 ou 3 de l'OMS) doivent être sérieusement pesés.

En pratique, un certain nombre de conditions doit être réuni pour proposer une thérapeutique opioïde. Il faut que les autres traitements non opioïdes, y compris non médicamenteux, se soient révélés inefficaces, qu'un bilan physique et psychique – de préférence fait par deux spécialistes – soit réalisé, qu'une évaluation (efficacité, effets indésirables) et une surveillance particulière soient effectuées par un seul praticien. Bien entendu, en cas d'antécédents de toxicomanie, il faut s'abstenir. La décision finale sera prise par une équipe soignante.

Les antidépresseurs

Ils sont utilisés pour traiter les douleurs neuropathiques. Cette classe de médicaments est active sur les douleurs qui ont une tonalité de brûlure et qui évoluent selon un fond douloureux permanent.

Ils sont justifiés car ils possèdent une action antalgique propre (essentiellement les imipraminiques tricycliques) et ont une action première antidépressive. Tout dépend de la posologie ; à dose faible, ils n'agissent pas sur la dépression et ont une action antidouleur. Là aussi, un certain nombre de règles doit être respecté. D'abord, une explication claire doit être donnée au patient : par exemple, prescrire sans explication un antidépresseur chez un patient qui vient consulter son médecin pour des douleurs en rapport avec un zona paraîtra incongru. Le patient qui n'est pas forcément dépressif pensera que son médecin n'a rien compris et ne prendra pas le traitement. Ensuite, le médecin doit préciser que le début de l'effet recherché, c'est-à-dire la diminution de la douleur, sera retardé par rapport à la mise en place du traitement, en général il faudra quinze jours à trois semaines. La posologie sera différente pour chaque patient et nécessite donc de savoir de combien il a besoin : c'est la phase de titration. Pendant cette période et parfois dès le début du traitement, des effets secondaires indésirables peuvent survenir, en général ils s'amenuisent voire disparaissent avec le temps. On comprend bien que si le patient n'a que les effets secondaires sans résultat sur sa douleur et que si en plus il n'a reçu aucune information, il arrêtera le traitement.

Les anticonvulsivants

Comme pour les antidépresseurs qui ne sont pas prescrits pour la dépression, ils ne sont pas utilisés ici pour un état convulsif ou épileptique, mais bien pour traiter la douleur. Ils agissent en diminuant l'activité électrique des fibres nerveuses. Leur efficacité est meilleure quand ils sont prescrits pour soulager des décharges électriques ou des douleurs en éclairs. Ils sont souvent associés aux antidépresseurs, dont ils potentialisent les actions antalgiques. Là encore, il faut expliquer...

Les co-analgésiques

Ce sont des moyens thérapeutiques, essentiellement médicamenteux, dont la fonction première n'est pas l'antalgie. Les uns potentialisent l'action des antalgiques, d'autres améliorent le confort en agissant électivement sur certains symptômes associés. Ils sont nombreux : les myorelaxants (ils ont un effet antalgique propre et suppriment la composante douleur en rapport avec une contracture musculaire réflexe), les antispasmodiques (ils traitent de manière symptomatique les douleurs des troubles fonctionnels digestifs, des voies biliaires, urinaires ou gynécologiques), les corticoïdes (leur action antalgique passerait par leur action anti-inflammatoire), les anti-inflammatoires non stéroïdiens, la calcitonine, les biphosphonates, les alpha 2 agonistes, la kétamine...

Pour certaines douleurs, un traitement médical spécifique

– *La migraine de Béatrice*

Certaines douleurs demandent en effet un traitement médical spécifique. C'est le cas d'une pathologie qui concerne 15 % des adultes et de 5 à 10 % des enfants. Parmi les 15 % d'adultes, 22 % présentent un handicap social, familial ou professionnel. En ce qui regarde les enfants, 44 % de ceux qui sont touchés par cette pathologie ont un absentéisme scolaire. Cette pathologie, qui est bénigne et qui ne met pas en jeu l'espérance de vie, c'est la migraine.

C'est le cas de Béatrice, trente-deux ans, professeur de physique. Elle n'en pouvait plus, et elle s'est décidée à demander un rendez-vous à la consultation antidouleur. Les céphalées ont commencé à l'âge de quatorze ans, au moment, dit-elle, où elle a commencé à avoir ses règles. Dans sa famille, sa mère et sa grand-mère ont eu les mêmes problèmes qu'elle. Ses crises douloureuses surviennent dans des conditions identiques. Par crises. La veille tout va bien, mais elle est fatiguée, elle se sent nerveuse, et ressent une impression de striction du côté droit de la tête. Deux à trois à heures après le réveil, la douleur survient, elle est pulsatile (« ça tape comme le pouls »), ressentie comme des battements de plus en plus violents, atteint une intensité maximale en trois ou quatre heures et va s'étendre à la moitié du crâne. Des nausées puis des vomissements surviennent. La lumière et le bruit lui sont insupportables. Il lui faut s'allonger dans la pénombre et le calme. Le sommeil seul lui permet d'effacer de sa mémoire cette crise, jusqu'à la prochaine. Ces crises ont lieu en moyenne une à deux fois par mois. En dehors de cette fréquence relativement stable, d'autres crises peuvent survenir, au moment des règles, de préférence, mais également d'une manière totalement imprévisible, sans aucun signe annonciateur. Les crises peuvent se déclencher pendant les cours qu'elle donne, l'obligeant à s'arrêter et à rentrer chez elle. Son travail d'enseignante est perturbé de façon importante. Elle n'a été tranquille que pendant ses deux grossesses. Elle craint le moindre déplacement et a supprimé de son alimentation le chocolat, le café, les boissons trop froides, les fromages et l'alcool : elle a remarqué que ces aliments étaient souvent, mais pas toujours, responsables du début de ces crises. Béatrice prend un traitement mais de façon non systématique, anarchique, en retardant au maximum la prise de son médicament. Elle pense qu'en faisant ainsi, elle diminue les risques de « s'habituer » à ce traitement, et précise qu'elle multiplie les chances de soulagement quand elle a vraiment mal.

Le cas de Béatrice est loin d'être rare. La migraine est une maladie chronique, elle est fréquente et bénigne et souvent très mal soignée. Elle est synonyme dans le langage courant de « mal de tête », et un amalgame est très souvent fait en ce qui concerne les céphalées chroniques, ce qui explique que certaines sont traitées à tort comme des migraines. Le terme de migraine vient du mot hémicrânie ce qui veut dire « douleur de la moitié de la tête ». La céphalée d'allure migraineuse dite migraine n'est qu'un des « maux de tête » qui composent la grande famille des céphalées. Nous n'avons pas, actuellement, d'examens neurophysiologiques ou biochimiques qui soient des tests diagnostiques spécifiques. Il est admis que cette maladie atteint plus de 10 % de la population française, avec une nette prédominance féminine. Le diagnostic de migraine est clinique, il se fait en grande partie grâce à l'interrogatoire, il est en général facile et ne nécessite aucun examen complémentaire. Les radiographies du crâne, des sinus, l'examen doppler des vaisseaux du cou, l'échographie de la vésicule... sont tout à fait inutiles, et pourtant ils sont souvent demandés. En particulier, les examens scanner ou IRM du cerveau ne sont pas nécessaires, en dehors d'une anomalie constatée à l'examen clinique. Trop d'examens complémentaires inutiles et coûteux sont pratiqués pour rassurer le patient sinon le médecin. Bien entendu, si l'examen clinique détecte une anomalie, il faut absolument s'acharner à en trouver la cause et donc, dans ce cas, demander des examens complémentaires. Rarement, certaines migraines sont précédées ou accompagnées de troubles qui peuvent survenir quelques minutes ou quelques heures avant la céphalée. Il peut s'agir de troubles visuels (point brillant scintillant au centre du champ visuel, qui progresse vers la périphérie en zigzag, comme des fortifications de château, et au fur et à mesure de l'extension une tache noire apparaît), de troubles sensitifs (fourmillements qui siègent au niveau des doigts, qui s'étendent à toute la main, le bras, le coude et vont sauter sur le visage, autour de la bouche, des lèvres et de la langue) ou de troubles du langage (très rares, à type d'aphasie). Beaucoup plus rare encore est la migraine compliquée qui s'accompagne de troubles de la conscience, hémiplégie, paralysie des muscles de l'œil (migraine dite basilaire, hémiplégique ou migraine ophtalmique). Ces manifestations inquiétantes sont habituellement transitoires, mais elles peuvent être exceptionnellement définitives. Dans ces cas, le diagnostic doit être retenu avec une grande prudence, il faut avant tout éliminer les « fausses migraines » et surtout un accident vasculaire cérébral.

La migraine classique a une évolution tout à fait caractéristique, il s'agit de crises revenant avec une périodicité très variable. Entre ces crises, le malade (qui n'en est plus un) est libre de toute douleur. Les phases d'accalmie sont plus ou moins longues. L'incidence sur la vie professionnelle et sociale du patient vient de la répétition des crises, ce qui constitue le facteur de gravité, lequel va conditionner le choix de la stratégie thérapeutique.

La migraine est habituellement traitée par le médecin généraliste, ce n'est qu'en cas de migraine rebelle que le patient consulte un neurologue ou est adressé dans une structure de prise en charge de la douleur. C'est la fréquence et l'intensité des crises qui vont conditionner le choix thérapeutique. Si les crises sont rares (égales ou inférieures à une par mois), les traitements de crise, c'est-à-dire au coup par coup, sont suffisants. Certains sont à prendre dès qu'un signe annonciateur existe, d'autres ne doivent être pris que lorsque la céphalée est là. Par contre, lorsque les crises se répètent et entraînent des conséquences gênantes, il faut associer au traitement de crise un traitement de fond. Le traitement de fond vise à espacer les crises : il s'agit d'un traitement préventif.

Effet placebo et douleur : inadéquat

Un placebo est une substance inerte dépourvue d'activité chimique qui sert dans deux situations : pour évaluer l'efficacité d'un nouveau médicament en le comparant lors d'essais thérapeutiques à un placebo, justement, mais aussi, chez les médecins, pour donner « quelque chose » au malade qui se plaint, dans des situations où ils considèrent qu'il s'agit d'une pathologie fonctionnelle (sans cause organique appréciable), et où alors les médicaments actifs ne servent à rien. Le terme placebo signifie étymologiquement « je plairai », il est prescrit au patient dans le but de le satisfaire et de l'améliorer. Le patient croit qu'il s'agit d'un médicament, alors que le placebo, par définition, est dépourvu d'activité pharmacologique.

La définition peut être élargie à tout procédé thérapeutique prescrit à un patient, sans que ce procédé ait une activité spécifique. Ce concept fait alors appel à toute thérapeutique : médicamenteuse, chirurgicale, physique, psychologique... En matière de médicament, on distingue : le placebo pur, qui est une forme médicamenteuse inerte (sérum physiologique, lactose) ne contenant pas de principe actif, et le placebo impur qui est un médicament actif dont les propriétés pharmacologiques n'ont aucune influence sur la pathologie pour laquelle il est proposé. Il s'agit d'un médicament actif prescrit à des doses si faibles ou dans des indications tellement éloignées de la pathologie en cours qu'il ne peut avoir aucune activité, ni aucun effet dans cette pathologie.

L'effet placebo est l'effet produit par la prescription et la prise d'une substance inerte. Certains patients répondent au placebo, leur état de santé s'améliore. D'autres sont dits résistants, leur état de santé n'a pas changé. D'autres peuvent s'aggraver. De nombreux facteurs vont conditionner la réponse au placebo. Ils dépendent à la fois de notre anxiété, du caractère impressionnable que chacun d'entre nous peut avoir ; de la conviction, de l'enthousiasme, des attitudes du médecin qui va prescrire, de son statut (jeune interne, médecin de ville, grand patron...), mais aussi de l'apparence du médicament prescrit (présentation, voie d'administration, couleur). L'effet placebo est d'autant plus important quand la maladie est récente, quand la composante psychosomatique est notable et quand il y a hospitalisation.

On constate un effet placebo chez 35 % des patients, lesquels ont une diminution de la douleur d'au moins 50 % (quinze essais contrôlés incluant mille quatre-vingt-deux patients). En matière de douleur, tout traitement pourra être responsable d'un effet placebo important intervenant pour 30 à 40 % dans le résultat antalgique.

Cela dit, en dehors d'études cliniques, l'utilisation du placebo dans le traitement de la douleur n'a pas de place. Il ne renseigne ni sur la réalité ni sur la nature du phénomène douloureux.

Les traitements non médicamenteux de la douleur

Il n'y a pas que les médicaments pour traiter la douleur. De nombreuses autres méthodes physiques sont proposées pour la soulager : neurostimulation transcutanée, acupuncture, cryothérapie ou thermothérapie, massages, relaxation, hypnose... Leur efficacité est variable : globalement, l'analgésie obtenue est généralement faible, quoique non négligeable. Mais ces approches s'intègrent parfaitement bien dans le traitement de la douleur, pour répondre de manière plurielle à un phénomène complexe et multifactoriel. Cependant, certaines de ces techniques pouvant avoir un caractère ésotérique, il faut savoir distinguer les professionnels compétents et les véritables charlatans.

Il faut préciser que toute douleur chronique a des répercussions d'ordre psychologique à des degrés divers. Celles-ci doivent être systématiquement prises en compte et auront une traduction thérapeutique.

La prise en charge psychologique

La plainte douloureuse se modifie avec le temps : les caractéristiques de la douleur se transforment et ces modifications doivent attirer l'attention sur une évolution vers un syndrome douloureux chronique. La douleur alors perd son rythme initial (intermittente, mécanique ou inflammatoire), elle devient quotidienne, permanente, du matin au soir. Et même si elle n'est pas vraiment permanente, le patient n'arrive plus à en discriminer les variations (perpétuel souvenir des douleurs passées et anticipation anxieuse des douleurs à venir). Les antalgiques, efficaces au début, perdent progressivement leur activité.

Quels que soient les mécanismes en cause (accident, maladie douloureuse...), les conséquences psychologiques sont là. Sans succession chronologique vraie, on peut décrire plusieurs périodes qui vont se succéder. Tout d'abord, le patient va adopter de nouvelles stratégies pour faire face à la douleur : il va réduire son activité motrice, il va rechercher des attitudes antalgiques (le temps paraît figé ou rythmé par l'anxiété des crises douloureuses à venir). Tout comportement qui a des conséquences positives pour l'organisme tend à être répété, celui qui a des conséquences négatives tend à être éliminé : ceci est un phénomène très général. Certaines attitudes antalgiques peuvent devenir une habitude et persister lorsque la douleur a disparu. Les journées ou les nuits seront rythmées par les prises de médicaments. C'est le patient dans sa globalité qui est transformé. L'adaptation de ce nouveau corps aux possibilités amoindries nécessite un travail d'élaboration psychique. Il faudra abandonner l'idée de retrouver l'état antérieur, se fixer des objectifs nouveaux et crédibles. C'est l'ensemble de cette stratégie thérapeutique qui sera mis au point dans une structure de prise en charge de la douleur en utilisant des traitements médicamenteux et non médicamenteux.

La prise en charge psychologique est essentielle pour accompagner le patient dans son travail de deuil en lui permettant de dire sa souffrance et en guettant l'évolution toujours possible vers un syndrome dépressif.

Toute la difficulté revient à définir si les répercussions psychologiques ou la dépression sont secondaires à la douleur chronique ou si cette douleur qu'exprime le patient est un des signes cliniques d'une maladie dépressive. Et il ne faudra pas se tromper, on le comprend, car la stratégie thérapeutique ne sera pas la même.

Dans certains cas, les symptômes organiques sont mis au premier plan par les patients, les troubles psychiques sont déniés, souvent avec une certaine hostilité. L'allusion à d'éventuels troubles psychiques est interprétée comme « douleurs imaginaires » voire « simulées ». Et si l'examen clinique a mis en évidence une raison à cette douleur, elle sera sans cesse mise en avant par le patient pour masquer la psychopathologie, et brandie comme un alibi pour justifier les nombreuses consultations antérieures. Il s'agit de décoder le langage du patient, en partant le plus souvent de la plainte douloureuse, pour déchiffrer le sens qu'elle prend dans sa biographie, et son rôle dans les relations interindividuelles. C'est la façon dont le patient parle de sa douleur et la manière dont il la présente qu'il faudra évaluer.

De nombreuses études épidémiologiques confirment le risque élevé de la survenue d'un syndrome dépressif au cours d'un syndrome douloureux chronique. Les patients douloureux de plus de soixante-dix ans sont significativement plus souvent déprimés, mais il n'y a pas de différence quant au sexe, au niveau socioculturel, à l'origine ethnique, ni à la localisation douloureuse. Les données épidémiologiques ne disent rien quant à la nature du lien entre dépression et douleur. Si les sujets déprimés ont tendance à interpréter les événements de leur vie négativement, ils peuvent aussi interpréter des sensations corporelles plus menaçantes qu'elles ne sont dans la réalité. Mais la présence de signes psychopathologiques n'exclut en rien une possible affection organique. La préoccupation centrale est avant tout de rechercher une cause lésionnelle. Or, il est nécessaire et impératif de compléter la démarche classique en prenant en compte le phénomène douloureux dans toute sa complexité, car les traitements de la cause qui découlent du diagnostic ne garantissent plus un soulagement total et définitif. La nature de la douleur est plurielle (périphérique, neurologique, centrale, psychologique), elle est donc polymorphe et doit bénéficier d'une prise en charge pluridisciplinaire.

Cela dit, en dehors de la relation « dépression-douleur », divers facteurs de chronicisation de la douleur ont été identifiés.

– Les antécédents personnels : des études sérieuses et particulièrement troublantes rapportent que des antécédents d'abus sexuels sont retrouvés dans 34 % à 66 % des cas. Les auteurs de ces études insistent sur la période particulièrement sensible de l'enfance, contrairement à l'âge adulte, et sur le lien entre les abus et la localisation douloureuse, en particulier abdominale et pelvienne. Ces études sont rétrospectives, d'autres auteurs n'ont pas retrouvé des proportions si considérables d'abus sexuels et autres mauvais traitements de l'enfance.

– Les antécédents familiaux.

– Les facteurs de stress : les individus soumis à un haut niveau de stress apparaissent prédisposés à certaines douleurs (myalgies, arthralgies, gastralgies, douleurs pré et permenstruelles). Ne pas confondre d'ailleurs ces facteurs de stress « moderne » avec le « bon » stress ancestral qui consiste à fuir un danger. Celui-ci permet en effet, un temps, d'occulter la douleur.

Les comportements défensifs permettent de fuir un danger ou de lutter. Motivés par la peur, ils ne peuvent être mis en œuvre que si simultanément les comportements récupératoires sont inhibés. Pour survivre, un animal blessé doit fuir avant de lécher ses plaies, le soldat blessé doit se défendre ou se mettre à l'abri avant de faire le bilan de ses blessures. Ces comportements sont possibles car les messages nociceptifs sont inhibés pendant que les comportements défensifs sont activés. Ce phénomène constitue une réponse adaptative favorisant la survie de l'individu en lui permettant de mobiliser toute son énergie pour faire face au danger en dépit des blessures qu'il risque d'encourir. Bien entendu, ces faits observés, particulièrement intéressants, ne constituent en rien un traitement.

La neurostimulation transcutanée

La neurostimulation transcutanée est une application directe de la théorie du *gate control* élaborée par Melzack et Wall. Celle-ci soutient que la stimulation au niveau de la peau des grosses fibres nerveuses conduisant le tact inhibe, au niveau de la moelle épinière, l'influx nerveux de la douleur véhiculé par les petites fibres nerveuses. À partir de ces notions de physiologie très importantes, a été mis au point un petit appareil permettant de générer du courant électrique, dont on peut moduler la fréquence et l'intensité. Le courant sera transmis à l'aide d'électrodes appliquées sur la région cutanée où l'on veut produire l'analgésie. Plusieurs études ont démontré l'efficacité de cette technique pour réduire les douleurs, notamment les douleurs d'origine neuropathique induites par des lésions des nerfs superficiels – zona, douleurs des membres fantômes chez les amputés, névralgie cervico-brachiale... Les résultats de certaines études sont cependant contradictoires, pour certains la durée de stimulation ne doit pas excéder une heure, au risque d'induire une accoutumance. La durée d'analgésie fait également l'objet d'un débat : pour les uns, elle ne durerait que le temps de la stimulation, pour d'autres, elle se poursuivrait plusieurs heures après. Enfin, la bonne localisation des électrodes serait un facteur de réussite. En pratique, cette technique est utilisée en France dans la quasi-totalité des consultations des unités et des centres de la douleur. Depuis l'été 2000, dans certains cas, cette technique est remboursée par la Sécurité sociale.

La neurostimulation est également pratiquée, de manière exceptionnelle, pour soulager des douleurs majeures rebelles à tout autre traitement, au niveau de la moelle épinière ou encore au niveau d'autres structures du cerveau.

Relaxation et hypnose

D'autres méthodes de prise en charge de la douleur sont basées sur des « techniques psychologiques », comme la relaxation et l'hypnose.

La relaxation fait appel à des techniques mentales pour parvenir à une détente musculaire, à partir d'évocations variées. Il est sûr que certaines douleurs, comme les lombalgies, entraînent des contractures musculaires douloureuses et que « décontracter » certains muscles peut soulager. Les résultats sont variables et dépendent des individus et du type de douleurs dont ils souffrent.

État difficile à définir entre le sommeil et la veille, l'hypnose permettrait, sous l'influence du thérapeute, de déplacer l'attention vers des sensations, des pensées ou des images suggérées. Cette technique est fréquemment utilisée dans les cliniques de la douleur en Grande-Bretagne, mais peu en France. Reste à savoir comment l'hypnose fonctionne contre la douleur : suggestion, distraction, effet placebo, soutien psychologique...

Le bio-feed-back

Il s'agit de techniques qui utilisent un paramètre physiologique (tonus musculaire, tonus vasomoteur, respiration) qu'il s'agit de contrôler par une focalisation mentale, ce qui permet ensuite d'agir sur des processus mentaux. Le principe est d'utiliser par exemple la respiration, pour que le malade contrôle mieux l'intensité de sa douleur et ses manifestations.

Le contrôle du paramètre physiologique choisi se fait par la concentration. Le patient est informé du niveau de ce paramètre par un signal sonore ou visuel, ou enregistrement de l'activité électrique cérébrale (EEG) ou musculaire (EMG), qui objective le résultat aux yeux du patient et le conforte dans ses capacités de maîtrise de son corps.

La relaxation (technique de Jacobson) et le bio-feed-back peuvent être considérés comme des formes particulières de l'hypnose. Les variations physiologiques entraînées par l'hypnose peuvent être enregistrées. Les techniques de bio-feed-back reposent sur ce principe.

L'acupuncture

L'acupuncture a vocation à soigner la douleur depuis des millénaires. L'explication traditionnelle orientale veut que la douleur provienne d'un dérèglement entre deux pôles d'énergie. L'acupuncture aurait donc pour fonction de rétablir l'équilibre entre les deux. L'effet de cette technique est-il réellement aussi important que ses promoteurs veulent le faire croire ? Certaines expériences ont réussi à objectiver chez le chien les effets calmants de l'acupuncture. Des chercheurs chinois puis américains ont d'abord réalisé une circulation croisée entre deux chiens : le chien A étant irrigué avec le sang du chien B et vice versa. En pratiquant sur le chien A différents points d'acupuncture, les chercheurs ont mis en évidence chez le chien B une augmentation du taux d'endorphines dans le cerveau, c'est-à-dire de substances morphiniques naturelles. Là encore, si les effets physiologiques de l'acupuncture ne sont pas contestables, l'explication tient aussi à l'importance de la relation entre patient et soignant dans cette médecine chinoise.

L'électroacupuncture

C'est une des modalités de l'acupuncture. La stimulation des aiguilles est dans ce cas délivrée par les aiguilles qui servent d'électrodes percutanées. Les paramètres électriques sont déterminés de façon à reproduire l'excitation manuelle des aiguilles. Le mouvement alternatif de rotation des aiguilles conduit au choix d'une fréquence basse (deux à quatre hertz). L'excitation mécanique crée une sensation inconfortable qui est reproduite par l'intensité élevée de la stimulation électrique. Le patient ressent alors des battements assez intenses qui restent à la limite de la douleur, et peuvent s'accompagner de secousses musculaires.

La mésothérapie

C'est un procédé thérapeutique qui consiste à injecter, en regard de la lésion, par voie intradermique ou sous-cutanée superficielle, au moyen d'aiguilles très fines, des doses minimes de médicaments faites le plus près possible du siège de la douleur. L'aiguille est montée sur une seringue fixée à un pistolet électrique ou mécanique. Chaque injection est d'un dixième de millilitre. La quantité totale injectée dépasse rarement deux millilitres. Les injections se composent d'un mélange de deux ou trois produits : antalgiques, vasodilatateurs, anti-inflammatoires. Des anesthésiques locaux sont fréquemment utilisés : procaïne ou xylocaïne.

La kinésithérapie

Il y a la kinésithérapie classique, et d'autres techniques de kinésithérapie à visée antalgique, utilisées avec plus ou moins de succès pour tenter de supprimer les douleurs chroniques : les massages, frictions, pétrissages profonds peuvent avoir un impact respectivement sur les douleurs articulaires et tendineuses et les contractures musculaires d'origine mécanique.

Thermothérapie, vibrothérapie, balnéothérapie

La thermothérapie : l'effet de la chaleur est également très bénéfique sur les contractions musculaires. À l'inverse, la cryothérapie, c'est-à-dire l'utilisation du froid, s'avère assez efficace sur la douleur en cas de lésions traumatiques (fractures...).

Citons également la balnéothérapie, c'est-à-dire l'utilisation de l'eau sous différentes pressions et températures, la vibrothérapie par ultrasons ou encore l'application de lasers et champs magnétiques, techniques de physiothérapie qui bénéficient d'une prise en charge par la Sécurité sociale, à condition d'être pratiquées par des kinésithérapeutes ou des médecins. Ces techniques, qui apportent un soulagement à des degrés divers, ne sont cependant pas une solution miraculeuse.

Les moyens chirurgicaux

Pratiquée depuis la plus haute Antiquité, réduite pendant plusieurs millénaires à la simple « trépanation » qui permettait aux esprits maléfiques responsables de s'échapper du corps, la neurochirurgie de la douleur n'a véritablement pris son essor qu'à la fin du XIXe siècle avec le développement des connaissances dans les domaines de la neuroanatomie, de la neurophysiologie et bien évidemment aussi grâce aux progrès de la technique et de l'anesthésiologie.

Dès lors, devant des douleurs chroniques irréductibles, la fin allait justifier tous les moyens et une multitude de modalités thérapeutiques allait être proposée, allant de la simple section des nerfs périphériques jusqu'à la psychochirurgie qui a connu ses heures de gloire il n'y a pas si longtemps, mais dont l'action antalgique n'était acquise qu'au prix d'une atteinte des fonctions mentales, du pragmatisme, et plus généralement de la personnalité qui était à jamais mutilée.

La profusion des techniques proposées, l'excès des indications à tous les types de douleurs rebelles, quelles qu'en soient la nature et l'origine, allaient aboutir à un scepticisme compréhensible et à une « crise de confiance » quant à l'efficacité, voire même la justification de cette chirurgie de la douleur.

Cette suspicion légitime allait en outre être confortée par les progrès spectaculaires des traitements étiologiques de la plupart des affections causales, ainsi que par l'efficacité toujours croissante des médications à visée antalgique qui allait réduire de façon considérable les indications « classiques » de la chirurgie de la douleur.

Toutefois, même si elle s'adresse à un nombre très limité de patients, à l'heure actuelle cette chirurgie conserve des indications exemplaires, non seulement dans le traitement de certaines douleurs cancéreuses irréductibles, mais aussi dans des affections bénignes chroniques, et il semble même que ces indications deviennent plus fréquentes, en raison du fait que dans nombre de cas des techniques percutanées peuvent remplacer la chirurgie « à ciel ouvert ».

D'emblée il faut souligner que sur un plan général deux approches fondamentalement opposées caractérisent la chirurgie de la douleur.

– *Les techniques d'interruption des voies de la douleur*

Cette chirurgie s'adresse pour l'essentiel aux douleurs par excès de nociception, par opposition aux douleurs neuropathiques. Les douleurs cancéreuses rebelles représentent l'essentiel des indications, mais certaines douleurs chroniques bénignes sont aussi accessibles à ces techniques avec parfois des résultats spectaculaires (névralgie faciale, douleurs des avulsions plexiques...). Schématiquement, la chirurgie de section peut se faire à tous les niveaux des voies sensitives depuis la section périphérique (neurotomie, radicotomie) jusqu'aux interventions touchant le système nerveux central, c'est-à-dire la moelle épinière et le cerveau.

– *Les méthodes d'électrostimulation analgésique*

Elles tendent à renforcer les mécanismes inhibiteurs physiologiques. On l'a vu avec le cas de François, souffrant atrocement d'un cancer du pancréas. Une infiltration de solution neuroleptique visant à détruire les tissus nerveux ne l'a pas guéri, mais a supprimé ses douleurs.

LES CONSULTATIONS DE LA DOULEUR

Les médecins traitants référents sont les premiers concernés par la douleur, qu'elle soit aiguë ou chronique. Et dans la plupart des cas, les patients sont soulagés. Mais quand la douleur devient chronique rebelle, c'est-à-dire qu'elle persiste plus de trois à six mois, quand les traitements dont dispose le médecin ont été essayés sans résultats, quand cette souffrance a des répercussions psychologiques, sociales, professionnelles, familiales, elle nécessite une prise en charge multidisciplinaire qui peut être réalisée au mieux dans un centre spécialisé. Cette prise en charge demande du temps. La première consultation dans un centre de la douleur dure toujours plus d'une heure.

De façon conventionnelle, on fixe entre trois et six mois la limite séparant douleur aiguë et douleur chronique. Ce repère temporel arbitraire incite à rechercher une évolution vers un syndrome douloureux chronique chaque fois qu'une douleur devient rebelle.

En pratique

Les consultations de la douleur sont des structures de recours à la disposition des malades et des médecins posant des problèmes de soulagement difficiles à résoudre. Il apparaît nécessaire de sélectionner et de filtrer les prises de rendez-vous pour diverses raisons. Il importe d'écarter les demandes ne se rapportant pas à une douleur chronique, d'orienter d'emblée vers tel ou tel spécialiste de l'équipe les patients souffrant d'une affection ayant un traitement étiologique spécifique. Certaines unités ou consultations ne prennent en charge que des patients dont le bilan étiologique est complet, d'autres ne prennent pas en charge certains problèmes particuliers, telles les douleurs néoplasiques par exemple. Ce filtrage contribue à éviter les erreurs d'orientation, sources de perte de temps et souvent de souffrances iatrogènes pour le patient. En France, comme dans la plupart des pays, il n'y a pas de consultation « porte ». Ce qui veut dire que le patient n'a pas accès directement aux structures spécialisées : un courrier de son médecin traitant, qui demande soit un avis diagnostic ou thérapeutique, soit une prise en charge du patient, est nécessaire.

Il est tout à fait indispensable pour la prise en charge de ces patients qu'existe une coopération étroite entre les médecins du Centre de la douleur et le médecin traitant. Cette coopération permet d'éviter la polymédication de ces patients et l'errance de médecin à médecin, mais elle contribue surtout à renforcer la confiance du malade envers son médecin référent. La collaboration avec ce médecin se fait non seulement par l'échange des informations médicales concernant le patient mais surtout au niveau de son implication dans la prise en charge thérapeutique proposée.

La consultation d'orientation

À son arrivée, le patient est reçu par une secrétaire ou une infirmière qui lui expliquera le fonctionnement du centre. Elle l'aide à remplir un questionnaire d'évaluation de la douleur qui permet au patient de mieux décrire sa douleur et aidera le médecin lors de l'entretien.

Le patient est ensuite vu au cours d'une consultation

dite d'orientation. Cette consultation, assurée par le médecin dont la compétence est la plus adaptée au problème que pose le patient, a pour but d'apprécier les différents aspects de la douleur, sur le plan symptomatique, étiologique, et de faire le point sur les prises en charge thérapeutiques antérieures. Cette consultation initiale, souvent longue, permet habituellement de proposer une orientation. Dans certains cas, il n'y a pas de problèmes de diagnostic et les orientations thérapeutiques apparaissent simples, sans qu'on ait à faire appel à d'autres intervenants.

Dans d'autres cas, il apparaît nécessaire de proposer au patient une ou plusieurs consultations complémentaires avec d'autres spécialistes en vue d'un avis diagnostique et thérapeutique. Le rôle de la consultation psychiatrique n'est pas systématique, mais elle peut être demandée afin d'appréhender la composante psychogène de la douleur et son retentissement psychique. Dans les unités et les centres possédant des lits d'hospitalisation, un séjour est parfois proposé pour faciliter les consultations multiples en un temps limité, débouchant sur une synthèse et des orientations thérapeutiques plus ou moins spécifiques.

En ce qui me concerne, ces consultations ont été riches d'enseignements, tant sur les découvertes que j'ai pu y faire sur la douleur que dans l'affinement des procédés thérapeutiques à utiliser.

Elles m'ont aussi permis de rencontrer quelques cas pittoresques, exemplaires de courage et toujours édifiants, qui m'ont rappelé cette devise d'Emerson : « Toute douleur est respectable. »

– IX –

LA DOULEUR EN CONSULTATION

La douleur peut frapper tout le monde. La femme un peu snob, le combattant de l'ombre, le cordonnier fier de ses fils ingénieurs, la mère de famille désespérée ou le mannequin à la retraite ont défilé dans mon cabinet de consultation. De tous ces visages entrevus ou plus longuement accompagnés, je conserve quelques images fortes où le cocasse, souvent, le dispute au tragique.

Madame l'ambassadrice

Claudine est une femme de soixante-quinze ans qui fait beaucoup plus jeune que son âge. Très élégante, elle s'avance habillée d'un tailleur Chanel rose et s'assoit sur la chaise de la salle de consultation. Elle est venue sur les recommandations d'un de ses amis et m'a demandé si je pouvais la voir en consultation privée. J'ai répondu par la négative : je ne consulte qu'en public. Elle commence à parler calmement, sans précipitation, avec précision et en termes choisis, pour me raconter son histoire. Elle est femme d'ambassadeur.

Sans circonstance déclenchante particulière, elle a présenté, il y a quatre ans, une éruption de petites plaques rouges irrégulières sur le côté gauche du thorax. Les plaques étaient présentes principalement dans le dos, sous l'omoplate, partant de la colonne vertébrale et descendant à la façon d'une bretelle de facteur sur la paroi latérale du tronc, passant sous l'aisselle et intéressant la partie antérieure du thorax sous la région du mamelon gauche. En trois à quatre jours, des papules sont apparues sur les taches rouges et se sont remplies de liquide transparent ressemblant à de petites perles. Puis les vésicules se sont desséchées, le liquide transparent est devenu trouble, elles se sont affaissées, ridées. Ces vésicules se sont transformées en croûtes brunâtres qui ont disparu en quelques jours. Claudine a fait elle-même le diagnostic de zona et ne s'est pas trompée. Depuis quatre ans, elle n'est plus atteinte par la maladie, mais les cicatrices sont bien visibles : il s'agit de petites marques blanchâtres. Et bien que l'on puisse la considérer comme guérie, les douleurs sont atroces. Elles sont apparues dès le début de l'éruption et n'ont pas cessé depuis, ceci jour et nuit, sans un jour d'interruption. La douleur était ressentie comme une sensation très forte de cuisson, de démangeaison, de brûlure. Des brûlures qui au début étaient supportables, mais qui, au bout de quatre à six semaines après la guérison des vésicules, sont devenues intolérables. Claudine les compare à des brûlures au fer rouge, comme si on posait la main sur une plaque chauffante de cuisine, comme si quelque chose la grignotait de l'intérieur. Je comprends très vite qu'elle vit un calvaire : le moindre effleurement, le moindre contact lui sont extrêmement douloureux. Elle ne supporte pas l'effleurement d'une chemise, le moindre courant d'air, le port des vêtements ou le contact des draps. Le plus faible contact déclenche des fourmillements intenses qui peuvent se répéter, ne durent que quelques secondes et se greffent sur le fond douloureux permanent.

Des douleurs qu'elle compare à des coups de poignard ou d'aiguilles très fines que l'on enfoncerait profondément.

Elle a consulté de nombreux confrères (généralistes, neurologue, dermatologue, gérontologue), elle a vu des kinésithérapeutes, un acupuncteur, un mésothérapeute, et même un guérisseur marabout qu'elle a rencontré dans la région de Nantes, à trois reprises, uniquement les nuits de pleine lune, et qui lui proposait quelques injections sous-cutanées de placenta de brebis vierge...

La femme de l'ambassadeur a pris de très nombreux médicaments sans résultat. Claudine passe la majeure partie de sa journée torse nu, calée dans un fauteuil, ne sort pratiquement plus, ne reçoit plus sa famille ou ses amis, ne joue plus au bridge. Son moral est au plus bas, elle pense que la vie vécue de cette façon n'a pas de sens, les concerts et les théâtres ne sont plus pour elle. Elle envisage le suicide. Elle ne souhaite plus vivre dans ces conditions les quelques années qui lui restent. Elle prend de nombreux médicaments qui ne la soulagent pas mais l'abrutissent, ce qui la fait dormir. Elle a maigri de douze kilos en quatre ans.

Le virus responsable de son zona est proche de celui de la varicelle. Il s'agit de l'herpès zoster qui va irriter ou détruire les fibres de la sensibilité. L'éruption au niveau du revêtement cutané se situe sur le trajet du nerf atteint. Le virus provoque une destruction préférentielle de ces grosses fibres, ce qui va se traduire par une douleur du type que l'on appelle neuropathique.

Cette maladie atteint 1,25 % de la population. Elle concerne avec une prédilection importante les patients âgés (5 à 10 % après soixante-dix ans). De plus, la survenue de séquelles douloureuses est plus fréquente dans la population âgée et augmente de façon parallèle à l'âge. Elles intéressent 30 à 40 % des patients entre soixante et soixante-dix ans et 40 à 50 % de ceux de plus de soixante-dix ans qui présentent un zona. Il faut distinguer plusieurs types de douleurs. Les premières sont d'intensité variable, elles sont fonction de l'importance des réactions inflammatoires, elles ne persistent que durant quelques jours chez le sujet jeune. Toujours présentes quatre à six semaines après la guérison des signes cutanés, elles font alors évoquer le deuxième type de douleur : les douleurs post-zostériennes. Celles-ci sont retrouvées avec une plus grande fréquence chez les sujets âgés et sont particulièrement difficiles à traiter.

Le problème n'est pas celui du diagnostic, mais celui du traitement, qui est décevant. En dehors des agents antiviraux qui sont très souvent donnés au début de l'éruption, de nombreuses thérapeutiques peuvent être proposées, les plus efficaces étant les antidépresseurs et les anticonvulsivants. Ils sont utilisés non pas comme antidépresseurs ou anticonvulsivants mais comme médicaments à visée antalgique. Les posologies sont différentes, ils sont souvent utilisés ensemble. De nombreuses autres possibilités existent : médicaments psychotropes, applications de pommade à la capsaïcine, acupuncture traditionnelle ou électrique, neurostimulation transcutanée électrique externe, infiltrations nerveuses d'anesthésiques locaux et/ou de corticoïdes... Toutes ces possibilités de traitement peuvent être utilisées seules, mais dans la plupart des cas elles sont associées les unes aux autres. Devant l'échec ou le peu d'efficacité de certaines méthodes, il faut privilégier les plus simples et les moins iatrogènes, c'est-à-dire les moins susceptibles de provoquer une affection développée par le médicament ou la thérapeutique. Toutes ces techniques sont mises en œuvre dans les structures de prise en charge de la douleur.

L'utilisation très récente d'un vaccin vivant atténué du virus de la varicelle et du zona semble prometteuse, entraînant la diminution de 50 % de la survenue du zona et de 66 % des douleurs déclenchées après l'éruption.

Jeannine, l'infirmière de la consultation douleur qui me connaît depuis vingt ans, vient me dire à l'oreille qu'une Rolls-Royce est stationnée dans la cour de l'hôpital, et qu'un chauffeur attend ma patiente dans la salle d'attente.

Elle, la femme de l'ambassadeur, vit une existence fade et douloureuse. Son existence est devenue un quotidien de souffrances. Elle me décrit ces moments de faste et de réceptions qui la ravissaient : la duchesse et le duc de Windsor, Onassis et Churchill… Tel était son agenda de tous les jours, l'agenda de la mondanité. Désormais c'est celui de la douleur. Elle a envahi son langage, elle ne pense qu'à ça. Claudine me décrit encore ses journées, le matin quand elle se lève et qu'elle ne voit pas le bout du tunnel. Elle privilégie les mouvements qui soulagent et évite ceux qui entraînent une souffrance. Sa vie devient conditionnée par une obsession : la douleur.

La consultation se termine. Je lui fixe un prochain rendez-vous. Claudine me pose une question :

– Professeur (car on ne peut être que professeur…), combien je vous dois ?

– Madame, la caisse est à l'entrée de l'hôpital.

– Mais je voudrais avoir une idée du prix de cette consultation.

– Probablement cent cinquante francs.

Elle éclate de rire :

– Mais c'est ce que je donne tous les jours à mon chauffeur comme pourboire !

« Attaquez-moi en justice ! »

Ahmet est un ouvrier du textile d'origine turque. Il décrit la douleur d'une névralgie faciale. Un traitement médical est mis en place. Devant son inefficacité, la destruction du nerf trijumeau par coagulation est proposée. Sauf que ce qui arrive rarement est arrivé. Il n'a plus mal, mais il présente une diminution importante de la sensibilité de la cornée de l'œil, sans que cela altère sa vision. Une complication que j'ai vue répertorier seulement dans trois cas sur cinq mille cinq cents.

Ahmet ne sentira plus la poussière dans son œil. Je le préviens et lui explique longuement qu'il doit regarder son œil tous les matins dans un miroir et qu'en cas de rougeur il doit consulter un ophtalmologiste. Je rédige une ordonnance lui prescrivant des gouttes et lui recommande de porter des lunettes de façon à protéger son œil. Quand cette rarissime complication survient, ces conseils sont suffisants et évitent, en principe, tout autre désagrément.

Un matin Ahmet constate que son œil est rouge, il m'appelle, je lui demande de venir me voir le jour même. Je constate un érythème de la conjonctive de l'œil et l'adresse à la consultation d'ophtalmologie. Un jeune interne le prend en charge, diagnostique des ulcérations de la cornée et propose de lui fermer l'œil de façon temporaire par deux ou trois fils rapprochant les paupières supérieures et inférieures. Un procédé habituel dans ce cas. Ce qui l'est moins, c'est que les nœuds des fils ont été tournés vers l'intérieur. Une semaine plus tard, Ahmet présente une fonte purulente de l'œil. Il n'y a plus d'autre solution que de l'enlever. Il doit être énucléé, c'est-à-dire qu'il doit subir l'ablation de l'œil, tout cela en raison d'une erreur médicale. Les nœuds des fils de suture ont créé des ulcérations qui se sont infectées. Ce drame est vécu par le patient comme une fatalité, il n'y a aucune revendication ou manifestation d'une quelconque agressivité.

Quand ce type de complication survient à la suite d'une démarche dont on est le responsable, même si les responsabilités ne sont pas majoritairement les vôtres, on est catastrophé.

J'ai beau me répéter, comme disait mon patron Claude Thurel qui m'a appris la technique de thermocoagulation il y a vingt ans, que « ceux qui ne font rien ne se trompent jamais », en aucun cas on ne doit fuir ses responsabilités, les minimiser, les relativiser en utilisant un jargon volontairement incompréhensible, ou les expliquer en évoquant la survenue d'un aléa pourquoi pas thérapeutique.

Je revois Ahmet très longuement et lui explique que tout ceci n'aurait jamais dû arriver, que l'énucléation est l'aboutissement de la complication initiale, l'insensibilité de son œil et surtout des nœuds tournés vers l'intérieur. Il comprend, m'assure qu'il n'en veut à personne. Je lui dis que je suis assuré, que l'hôpital a une assurance, que son préjudice est important et que le mieux que je puisse faire, désormais, est de lui conseiller de m'attaquer en justice. Il reste bouche bée puis me dit ne pas comprendre. Je lui répète la même chose. Ahmet n'a pas cette « culture » : attaquer un médecin qui s'occupe de lui ! Il le fera tout de même, et gagnera. Bien sûr cela ne lui rendra pas son œil. Mais justice lui sera rendue.

Tous les ans Ahmet revient me voir en consultation...

Les tribulations de Monsieur X

Monsieur X, dont je ne connais pas encore le nom, a pris un rendez-vous. Il ne vient pas le jour fixé mais le lendemain et demande si je peux le recevoir en plus des consultants habituels. Il ne parle pas français, mais s'exprime dans un anglais parfait. Il vient de séjourner dans le sud de la France et m'explique qu'un stimulateur neurologique lui a été implanté il y a deux jours, et que cet appareillage n'a pas été mis en marche, car il trouvait l'endroit peu sûr. Pourquoi tant de précautions ? Tout d'abord, je ne comprends pas ce qu'il veut dire, je le lui fais répéter, il s'agit bien de sa sécurité. Il a quitté très rapidement l'hôpital du Midi où il a été opéré avant que le stimulateur ne soit mis en marche. Habituellement, l'appareil est programmé le lendemain de l'intervention et les paramètres sont adaptés en fonction de ce que ressent le patient. Dans le cas présent, le chirurgien qui l'a opéré n'a pas eu le temps de le faire et Monsieur X a signé sa pancarte, ce qui veut dire qu'il est parti contre avis médical et a signé une décharge de responsabilité dans le cas de survenue de complications.

Plusieurs détails qui ne frappent pas l'attention dans l'instant de leur survenue vont se succéder. Ils me reviendront à l'esprit, pour devenir une évidence : ce patient n'est pas un patient ordinaire. Il fuit quelque chose, non pas la police française, mais comme des tueurs lancés à ses trousses... J'ai l'impression qu'il s'agit d'un dirigeant arabe avec des terroristes qui le menacent. Le fait qu'il prenne autant de risques, dans sa propre logique, pour atténuer ses douleurs prouve qu'il n'en peut plus.

La demande de rendez-vous à l'improviste est probablement le premier détail qui aurait dû m'alerter, puis la surveillante de la consultation me rapporte que Monsieur X n'est pas seul. Trois hommes sont avec lui : l'un des « accompagnateurs » est resté dans le couloir qui mène à la consultation, un autre dans la salle d'attente, et le troisième suit de près Monsieur X et entre avec lui quand je vais le chercher pour commencer la consultation. Ces hommes ne peuvent être que des gardes du corps, même s'ils tentent de cacher leur fonction. Mais il suffit d'avoir effectué quelques missions humanitaires pour détecter ce genre de pedigree.

L'homme qui l'accompagne parle français, il précise d'emblée qu'il est le secrétaire de Monsieur X et qu'il assure, si besoin, la traduction. Autre détail inhabituel, le secrétaire porte un imperméable qu'il ne retire pas et qu'il va garder durant toute la consultation.

Monsieur X est un homme charmant, originaire d'un pays arabe du Proche-Orient sans que je puisse au début en savoir davantage tant le personnage cultive le goût du secret. La quarantaine, il est de taille moyenne, ses traits sont fins, il parle très bien l'anglais, mais avec l'accent de ceux qui ne font plus d'effort pour l'améliorer. Il n'a pas de cravate, mais porte un costume bien coupé, une chemise blanche.

Il m'explique qu'il est ingénieur de formation, mais qu'il n'exerce pas cette profession. Il est venu pour me demander de régler son stimulateur. Je commence par l'interroger sur son histoire clinique et sa douleur. Je lui demande de se déshabiller afin de poursuivre l'examen. Pendant qu'il retire ses vêtements, je consigne les données de son interrogatoire sur le dossier de consultation, et lui se tient debout, attendant que j'aie terminé d'écrire. Je me souviens de cet instant de surprise. Il est couvert de cicatrices, au niveau du cou, du thorax, de l'articulation de la hanche, de la cuisse, du dos... Quel étrange personnage ! De quel roman policier sort-il ? Ou de quel roman de guerre ? Pour certaines cicatrices, je reconnais des incisions chirurgicales, pour d'autres il s'agit de blessures, de brûlures. Il me sourit. Le secrétaire, lui, ne bronche pas, il ne manifeste aucun étonnement, il sait tout cela. Monsieur X me dit qu'il n'a pas eu de chance, et qu'il a eu de nombreux accidents. Je sens sa réticence à en parler, manifestement il ne souhaite pas aller plus loin. Je ne réponds rien mais les accidents, je n'y crois pas beaucoup...

Monsieur X a été opéré il y a deux ans d'une hernie discale lombaire. Au départ, une violente gêne était apparue à la suite d'un effort : soulèvement d'une charge de vingt-cinq kilos. Monsieur X n'a pas pu se relever : son dos s'était bloqué. Dans les heures qui ont suivi, la lombalgie aiguë s'est complétée par une douleur qui descendait dans le membre inférieur droit, au niveau de la fesse, en arrière de la cuisse et du mollet et qui irradiait à la plante du pied vers le petit orteil. Monsieur X a consulté son médecin qui a porté le diagnostic de névralgie sciatique. Il lui a prescrit des antalgiques et des anti-inflammatoires. Au bout de trois semaines, Monsieur X a repris son activité professionnelle. Trois à quatre jours plus tard, la douleur est réapparue. Un bilan radiologique et un examen scanner ont montré une volumineuse hernie discale.

L'échec du traitement médical, pourtant bien conduit, les données de l'examen clinique et celles du scanner qui dévoilent une hernie du bon côté et au bon étage motivent alors une intervention chirurgicale. L'exérèse de la hernie est pratiquée et le chirurgien constate que cette hernie comprime bien le nerf en cause dans les douleurs. Monsieur X sort de l'hôpital, reprend ses activités, ne ressent plus de douleurs durant quatre mois.

Et puis, sans qu'il ait accompli un effort particulier, la douleur est revenue, mais, comme il le dit bien, ce n'est plus la même que celle qui a suscité l'intervention. Elle est devenue permanente, au repos comme à la marche, même si elle est nettement moins intense. Il s'agit d'une douleur diffuse, sourde, ressentie comme une brûlure, une sensation de serrement, de striction, qui siège sur le mollet et le pied. L'examen clinique ne montre plus de conflit entre une racine nerveuse et un disque, mais en revanche signale une diminution nette de la sensibilité dans le membre inférieur droit par rapport au côté gauche. Cette hypoesthésie siège sur le trajet douloureux. Ce trouble de la sensibilité existe au toucher et au piquer. Le patient retourne consulter son médecin, lequel demande conseil auprès d'un rhumatologue qui fait le diagnostic de douleur neuropathique et évoque la possibilité soit d'une récidive soit d'une fibrose cicatricielle au niveau de la racine décomprimée. Afin de mieux comprendre la cause de la douleur, il demande un nouvel examen IRM et une myélo-radiculographie. Ces deux examens confirment l'absence de récidive herniaire et montrent une importante fibrose cicatricielle englobant la racine antérieurement comprimée par la hernie mais aussi les racines voisines.

Son rhumatologue lui prescrit des antidépresseurs et des anticonvulsivants et lui précise qu'il ne les donne pas pour une dépression nerveuse ou pour une éventuelle épilepsie. Pour bien se faire comprendre, il prend l'exemple de l'aspirine et lui explique que mille milligrammes d'aspirine traitent un mal de tête alors que cent vingt ou cent quatre-vingts sont proposés pour fluidifier le sang. Le même médicament, deux posologies, deux actions différentes. Le rhumatologue lui explique aussi qu'il est nécessaire de prendre ces traitements pendant un mois avant d'avoir une opinion sur leur efficacité. Monsieur X suit la prescription à la lettre. Les débuts sont difficiles. Il est constipé, a la bouche sèche et pâteuse le matin au réveil et constate une baisse de sa libido, mais il persiste un mois durant.

Il retourne voir son rhumatologue qui, devant l'absence d'amélioration, l'adresse à un centre de la douleur dans le sud de la France. Le médecin du centre qui le reçoit l'examine, confirme le diagnostic porté et revoit attentivement l'ensemble de son dossier : comptes rendus opératoires, scanners, etc. Il lui propose de la neurostimulation transcutanée électrique externe à raison de six fois une heure par jour à réaliser avec un appareil de location à son domicile. À la deuxième consultation au centre, Monsieur X déclare que son état s'est grandement amélioré avec un soulagement de 60 % de ses douleurs antérieures, mais trouve que ce traitement est très astreignant. Il en fait part au médecin qui lui parle d'une autre possibilité : le même traitement mais avec un appareil que l'on implanterait, identique au stimulateur cardiaque : un stimulateur neurologique. Le rendez-vous est pris. Le patient est implanté tout d'abord avec une sonde posée sous anesthésie locale sur la partie postérieure de la moelle épinière, sortant à la peau et reliée au stimulateur externe qu'il utilisait précédemment. Il utilise cet appareil pendant un mois et à la consultation suivante estime son niveau de douleur à 10 % de ses douleurs antérieures. La sonde est retirée et Monsieur X rentre chez lui pendant une période d'un mois. Ce mois sert de contre-épreuve, de façon à savoir tout d'abord si les douleurs réapparaissent et à apprécier l'importance de l'amélioration entraînée par la sonde implantée. Les douleurs récidivent au bout de deux semaines et la décision est prise d'une implantation définitive.

L'évolution chronique d'une névralgie sciatique est rare. Dans la plupart des cas, la levée de la compression entraîne un bon résultat, sans séquelle. La fibrose cicatricielle n'explique pas toutes les douleurs. La plupart des patients opérés ont une fibrose, mais bien peu d'entre eux vont avoir des souffrances. Il s'agit d'un phénomène cicatriciel normal. Souvent, les douleurs sont constatées chez les patients opérés plusieurs fois. C'est dire l'importance de l'indication de la première intervention : la décision doit être bien appliquée. On assiste actuellement à une multiplication des indications qui ne sont pas forcément licites... La fibrose se développe autour de la gaine du nerf. Elle bloque le nerf et l'enserre dans une gangue fibreuse qui va altérer la vascularisation et aggraver la destruction de ce nerf. La réintervention destinée à retirer cette gangue n'est pas efficace, la fameuse gangue ayant toutes les chances de réapparaître. Une des solutions consiste à renforcer les circuits inhibiteurs, ce qui est le mode d'action de la stimulation médullaire. Ces techniques ont été mises au point au début des années quatre-vingt-dix. Les indications doivent être sélectionnées, et un test préalable par voie cutanée est indispensable. La technique est onéreuse, et il s'agit d'une réintervention sous anesthésie générale pour le patient, car la pose d'un stimulateur implanté nécessite une laminectomie (ouverture des lames de la vertèbre) pour positionner la sonde au-dessus de la cicatrice fibreuse.

Monsieur X me parle de sa douleur, celle du dos et de sa jambe, c'est celle-là qui le gêne. Il la décrit avec précision, sans mots inutiles, il la juge très intense, en moyenne à sept sur une échelle de zéro à dix. Je règle son stimulateur à travers la peau, grâce à l'ordinateur qui est contenu dans une petite mallette. Il ressent les fourmillements déclenchés par l'appareil. Ceux-ci prennent naissance au niveau du dos et descendent dans le membre inférieur concerné par sa souffrance, cela sur tout le trajet de la douleur : c'est ce qu'il fallait attendre de ce réglage. Je lui demande de revenir dans quelques jours pour procéder à un autre réglage, ce qui est habituel, en général deux à trois réglages sont nécessaires. Il est étonné car il ne s'attendait pas à cela. Je le sens inquiet. Il se tourne alors vers son secrétaire pour lui parler en arabe, puis se retourne vers moi et me demande comment et où il peut se procurer l'ordinateur qui modifie les paramètres de stimulation.

– Cet appareil est cher, lui dis-je.

– Cela n'a aucune importance, expliquez-moi ce que vous avez fait et comment on le fait.

Je le lui explique. Il comprend tout et très vite. Je lui donne les coordonnées du fabricant et j'appelle celui-ci afin de savoir si un particulier peut acheter ce matériel. Effectivement, c'est possible. Après une nouvelle conversation avec son secrétaire, Monsieur X accepte de revenir dans quelques jours. Je lui demande de reprendre un rendez-vous en sortant.

La seconde fois, il ne vient pas à la consultation en retard, mais un jour en avance. Je suis très intrigué par ce patient et commence à échafauder plusieurs explications permettant de comprendre son comportement.

Manège identique : ils viennent à quatre, un dans le couloir, un dans la salle d'attente, et Monsieur X, bien sûr, toujours accompagné de son secrétaire, qui n'en a vraiment pas l'air et qui ne quitte toujours pas son imperméable.

L'infirmière qui donne le dossier me glisse à l'oreille :

– Les voilà, vos Dalton !

Monsieur X est toujours souriant, il se met torse nu et je commence à modifier les paramètres du stimulateur. Tout en pianotant sur l'ordinateur de réglage, je lui demande ce qu'il a eu comme intervention à la hanche et à la cuisse droite :

– Une prothèse totale de hanche et des tiges et plaques sur le fémur en métal spécial afin de ne pas être gêné par les sonneries des portiques de sécurité aux aéroports et dans les magasins...

Je lui précise que son stimulateur est ferromagnétique et que lui pourra déclencher les alarmes de sécurité. Il paraît surpris et éclate de rire. Puis il décrit les circonstances, sans entrer dans le détail, de ses multiples cicatrices : « Celle-ci c'est une intervention chirurgicale qui a eu lieu à Chypre, celle-là c'était à Beyrouth, ma voiture blindée a été bombardée à partir d'un hélicoptère... »

Je crois avoir compris. Il doit s'agir d'un grand commerçant libanais qui vient se faire soigner en France. Il se rhabillc, mc rcmcrcic, répètc unc nouvcllc fois la façon dc régler son stimulateur et me dit qu'il m'appellera s'il a un problème. Il sort accompagné de son secrétaire qui se lève le premier et se précipite pour lui ouvrir la porte. Dans sa précipitation, son imperméable s'ouvre et, ébahi, je vois un pistolet dans un étui. Je comprends pourquoi il ne voulait pas retirer son vêtement ! Ces Libanais, quand même, ils en font un peu trop...

Plusieurs mois plus tard, 16 avril 1988, c'est sur TF1, à 20 heures, que je revois pour la troisième fois mon patient inhabituel. C'est lui, je le reconnais, son visage est en gros plan sur l'écran de télévision ! Mais que fait-il aux informations du soir ? Son nom : Abou Jihad, chef des opérations militaires de l'OLP, l'Organisation de libération de la Palestine, et dauphin de Yasser Arafat. Sept agents du Mossad, arrivés à Tunis avec des faux passeports libanais, parlant parfaitement l'arabe avec l'accent de Beyrouth, louent trois voitures, repèrent la villa du leader palestinien et accueillent sur la plage un commando de quarante hommes débarqués de Zodiacs à partir d'une vedette lance-missiles. Cette opération mobilisera près de quatre mille hommes, un avion radar Awacs, une escadrille de chasseurs pour protéger cet avion, deux bâtiments de guerre au large et un sous-marin pour les soutenir. L'équipe au sol brouille les téléphones et les radios du quartier, le commando encercle une villa, quelques coups de feu et les combattants disparaissent... Abou Jihad a été abattu dans la nuit de Tunis.

La beauté et le courage

La porte de la chambre 12 est entrebâillée, presque fermée. Danièle est de dos, assise devant une petite table face à la fenêtre. Il fait beau et elle regarde les branches des arbres qui se balancent doucement dans le vent. Elle ne se retourne pas tout de suite. Je referme la porte. L'ORL et le neurochirurgien m'ont demandé de la voir.

– Tu devrais y aller dès que tu peux, elle souffre le martyre.

Elle tourne son visage lentement, comme si elle était très lasse, comme lorsque tout devient difficile à réaliser. Elle économise ses mouvements. Son visage est beau pour la moitié que je vois, puis l'hémiface gauche apparaît. L'autre moitié de son visage est déformée, l'œil est en recul par rapport à l'autre, son nez est attiré vers la droite, et un enfoncement traverse son front en barre. Elle me sourit pour me souhaiter la bienvenue, mais des larmes coulent. Elle ne se lève pas, son visage devient figé, ses traits sont fixes, le front est plissé, le regard douloureux : elle souffre.

Je ne peux m'empêcher d'avoir un moment de surprise. Je ne pensais pas la voir dans un tel état. J'aurais dû m'y attendre, mais en montant l'escalier pour me rendre près d'elle, je songeais à un autre patient que j'allais voir à la consultation. Je le regrette, car je lui ai laissé voir ma stupeur et jamais elle n'aurait dû s'en apercevoir.

Danièle a cinquante ans, elle travaille dans la haute couture. Elle était mannequin auparavant, elle a les cheveux courts, elle est mariée, a deux enfants et a arrêté de fumer il y a quinze ans. Elle me raconte son histoire. Tout a commencé par une légère sensation de nez bouché qui a persisté, sans que cela attire outre mesure son attention. En somme quelque chose de très banal. Un mois après sont apparues des céphalées avec toujours l'obstruction nasale. Au début les maux de tête duraient une journée, s'estompaient pour disparaître, puis ils sont devenus progressivement permanents. Un mois plus tard, l'œil gauche apparaît comme plus gros. Il donne l'impression de sortir de l'orbite : c'est une exophtalmie. Et une voussure sous-cutanée, dans la partie latérale du nez, commence à être visible, Danièle s'en est rendu compte en se maquillant. Une sensation de cartonnage, de quelque chose de différent d'un côté par rapport à l'autre. Depuis, cette différence ne s'est pas atténuée, au contraire, elle augmente de jour en jour. Son médecin lui demande alors un scanner qui met en évidence une lésion détruisant la partie gauche du nez. Trois jours après cet examen, une IRM est pratiquée, qui montre un envahissement intracrânien bilatéral à prédominance gauche. Quatre jours plus tard, une biopsie, c'est-à-dire un prélèvement de tissu au sein de cette masse, affirme le diagnostic de cancer.

Danièle, sans agressivité, me dit que tout cela a été un peu long. Ses ennuis ont commencé il y a trois mois. Elle est attachante, elle parle sans élever la voix, elle ne cherche pas à convaincre, elle raconte son histoire de façon claire, sans hésitation : c'est une femme déterminée. Elle parle de sa douleur qui est permanente, avec des hauts et des bas, et qui augmente en fin de journée. La nuit, elle dort mal. L'examen du visage est douloureux. Elle n'invente rien : elle a mal. Je suis assis sur son lit, elle me prend la main et pince fortement la peau du dos de ma main : voila ce qu'elle ressent, mais en bien plus fort. Elle pleure calmement.

J'essaye de reconstituer l'histoire de sa douleur, elle est apparue progressivement mais a été ressentie de façon nettement plus intense après le résultat de la biopsie.

Danièle, j'ai appris par la suite à l'apprécier, à aimer son goût de la vie, sa force, sa résignation à accepter son état, peut-être une destinée malheureuse. Elle veut se battre aussi, poursuivre son combat contre la déchéance, garder en tête l'espoir de vivre, de survivre. Elle continue à me raconter son histoire : elle est informée qu'une intervention est nécessaire, consistant en un double abord neurochirurgical par voie sous-frontale bilatérale et ORL par voie transfaciale. Elle est avertie que l'intervention doit permettre une exérèse complète de la lésion – une intervention chirurgicale consistant à retirer de l'organisme ce qui lui est nuisible –, mais qu'une radiothérapie sera nécessaire, avec probablement une chimiothérapie.

Comment sera-t-elle après l'opération ? La radiothérapie et la chimio seront-elles bien supportées ? Et elle, à quoi ressemblera-t-elle ? Pourra-t-elle supporter le regard de ses enfants ? Ne faudra-t-il pas se retourner dans le lit plutôt que d'être vue dans cet état-là ? Et le regard des autres ?

La souffrance morale vient s'ajouter à la douleur physique.

Elle est informée également que l'intervention comporte un prélèvement de graisse abdominale pour isoler les méninges des fosses nasales. Les principales complications lui sont expliquées, essentiellement infectieuses, du fait de la longueur de l'ouverture systématique des méninges et des fosses nasales, en rappelant que toute intervention sous anesthésie générale comporte un risque vital, certes tout à fait exceptionnel mais ne pouvant être passé sous silence.

Je comprends sa demande, elle veut un traitement antidouleur, mais aussi un médecin et une équipe disponible qu'elle puisse appeler au cas où. Le traitement médical associera de la morphine et d'autres médicaments, et elle sera soulagée dès l'après-midi.

Les jours qui vont suivre, sa porte sera grande ouverte comme si elle ne se cachait plus. Je la reverrai à chaque fois avec un grand sourire. Je la regarde différemment, avec le souci de banaliser sa disgrâce, ou tout du moins de lui faire passer l'idée que l'autre accepte cette disgrâce, sans pour autant l'ignorer. Danièle est lucide, douce et calme, elle ne pleure plus, elle sait que son espérance de vie n'est pas en jeu, mais elle me dit clairement qu'elle ne pourra jamais accepter son visage actuel, et pourtant il faudra qu'elle fasse son deuil de l'ancien. Je lui propose notre aide pour l'accompagner, et elle dit oui. Je la retrouverai souvent par la suite. Elle a recommencé à se maquiller, ne met plus de grand foulard autour de sa tête comme elle le faisait au début pour qu'on ne la voie pas dans cet état.

Elle est belle de détermination, de volonté et de courage.

La douleur : une raison de vivre ?

J'ai vu arriver un jour une femme d'âge moyen à la consultation de l'hôpital. Annabelle se plaignait de douleurs un peu partout. Je l'ai auscultée longuement, j'ai cherché, palpé, interrogé : rien ne laissait penser qu'elle était sujette à une lésion organique quelconque. Puis, aux consultations suivantes, je me suis aperçu qu'elle ne souhaitait qu'une chose à travers l'expression de sa « douleur » : qu'on fasse attention à elle, qu'on l'écoute, qu'on la considère. Je n'ai jamais su si la douleur était fondée ou non. Quoi qu'il en soit, la douleur *existait* vraiment pour Annabelle. Et Annabelle existait aussi à travers cette douleur. Si bien que même « fausse », même « inventée », cette douleur finissait par devenir réelle pour elle. La sensation douloureuse devenait mode de relation aux autres, cri d'appel, moyen de se faire entendre. En ce sens, la douleur peut être une recherche de contact social.

Certains médecins estiment que, dans ce cas, la plainte est « positive », qu'elle a un effet structurant puisque le patient exprime un besoin par ces « jérémiades ». Si on enlève la cause, même théorique, de cette plainte, le malade pourrait s'effondrer. Ce qui signifie qu'aucun traitement ne doit être prescrit. Bref, on laisse le malade en l'état. Puis on l'abandonne.

Quel constat ! Quel échec ! Cette position n'est pas admissible. Un malade est un être qui souffre. Et le médecin a obligation de soulager sa souffrance, celle du nouveau-né, du grand handicapé, du grabataire, de l'infirme moteur cérébral ou du patient psychiatrique. Toute douleur doit être prise en charge. Même si elle est en partie feinte, car elle a toujours un sens.

*

* *

– Il n'y a plus rien à faire !
– Tout a été essayé.
– Il va falloir vous habituer.

Que de constats d'impuissance, mais aussi parfois d'irresponsabilité prononcés tour à tour par les médecins... Là encore, il s'agit principalement d'un problème de formation, d'enseignement. Il n'est pas admissible qu'un patient présentant une névralgie du trijumeau ou du cancer du pancréas comme François ne soit pas pris en charge de la même façon en fonction de l'endroit où il se trouve. Problème de formation, mais aussi d'information de tous les citoyens, d'accessibilité aux soins. Il faut que le médecin puisse avoir connaissance des nouvelles modalités de traitement des douleurs rebelles et que le patient sache et puisse recourir à une structure spécialisée. Toujours, il faut avoir recours au traitement médical, à celui qui convient, avant d'entreprendre quoi que ce soit. Et c'est évidemment seulement dans les cas rebelles, et si le traitement est insuffisant, que l'on proposera un geste locorégional ou chirurgical. Ainsi, dans le cas d'une névralgie du trijumeau, on pourra envisager de détruire le nerf responsable des douleurs par la chaleur, en le thermocoagulant avec une aiguille. Les résultats de la thermocoagulation sont souvent bons et pourtant il n'est pas rare d'entendre certains patients se plaindre de ne pas avoir eu connaissance de ce traitement, d'avoir eu mal pendant des années et d'avoir eu pour conseil que, certes, c'est une douleur insupportable, mais qu'on n'en meurt pas et, fin du fin, qu'il va falloir apprendre à vivre avec... Il y a des mots, des expressions qui sont bien plus dangereux que les effets indésirables de certains médicaments.

Bien entendu, il n'est pas possible de généraliser les conduites et les pratiques à partir de cet exemple, mais les soignants devraient songer à l'approche de la douleur, à la manière de la traiter, à la façon de l'évoquer. Et ceci, partout.

– SECONDE PARTIE –

DOULEURS SANS FRONTIÈRES

« Quand l'élève est prêt, le maître se présente », disent les bouddhistes. C'est un peu ce qui s'est passé pour l'émergence de la médecine humanitaire dans mon parcours de praticien antidouleur…

Jusqu'ici, j'avais consacré ma carrière à détecter et apaiser les douleurs depuis le confort de ma consultation à l'hôpital Lariboisière. Mais je sentais bien, confusément peut-être, qu'une injustice perdurait : celle qui abandonnait les pays du tiers monde aux malheurs des souffrances délaissées.

Or, je le savais, ces souffrances étaient vastes et multiples. Apporter à ces populations le secours d'une médecine tournée vers l'atténuation des douleurs du patient me semblait de plus en plus nécessaire.

Mais il fallait sans doute un choc, un événement fondateur qui m'ouvrirait les portes de ce monde encore inconnu…

Ce bouleversement est survenu en 1988, quand l'Arménie a été secouée par un tremblement de terre ravageur qui a fait plus de trente mille morts dans l'immédiat et des centaines de milliers de blessés dont certains allaient succomber par la suite, parfois faute d'une prise en charge appropriée.

Mobilisé par un collectif de médecins, je suis parti pour la petite république soviétique. Sur place, j'ai découvert le désarroi de la douleur abandonnée. Devant l'abomination de la situation, les secours s'inquiétaient d'abord de sauver les rescapés, ce qui est bien normal. Mais dans les jours, les semaines, les mois suivants, des maux terribles apparurent chez les survivants. Souffrances psychologiques qui se traduisaient dans les corps ou blessures mal soignées, les douleurs étaient réelles et demandaient à être soulagées, très vite.

L'Arménie a été pour moi un signal d'alarme. Comment accepter qu'une partie importante de la planète échappe aux soins antidouleur ? Doit-on laisser un malade du sida mourir dans d'abominables souffrances sous prétexte que cela se passe si loin de chez nous, au fin fond de l'Afrique ? Doit-on abandonner un enfant parce qu'il se meurt d'un cancer, certes, mais dans un hôpital mal équipé d'Asie ?

Nous avons été plusieurs à refuser cette fatalité, et nous avons voulu nous battre pour faire admettre la souffrance du patient comme une priorité, partout dans le monde.

Et dans cette lutte incessante, j'ai découvert des douleurs que je ne soupçonnais pas. Celles des grands brûlés d'Angola, celles des amputés, victimes des mines antipersonnel au Cambodge, celles des enfants malades ailleurs...

Mission après mission, une affreuse géographie de la douleur s'est dessinée, et nous avons entrepris d'en abattre les frontières...

– I –

AU CHEVET DE L'ARMÉNIE

L'apprentissage de la souffrance hors frontières, je vais donc d'abord en faire l'expérience en Arménie. Un épisode décisif dans mon parcours de médecin antidouleur. Le 7 décembre 1988, à 11 h 41, la terre tremble dans la petite république. Un immense séisme parcourt cette contrée du Caucase. Les villes de Léninakan, Kirovakan, Spitak et Stépanakan sont détruites ainsi que cinquante villages alentour. Quatre minutes plus tard, une deuxième secousse fait à nouveau basculer le pays dans l'enfer. À cette heure, les enfants sont à l'école, les femmes à la maison, les hommes au travail. Plusieurs dizaines de milliers d'Arméniens vont mourir en quelques minutes et dans les jours qui suivent. Quatre-vingts personnes seulement seront arrachées des décombres. La vie des survivants va être transformée de façon irréversible.

Le destin tragique de ce peuple martyr, qui n'en n'avait vraiment pas besoin, se renouvelle comme un malédiction des temps bibliques. Plus rien ne sera comme avant.

Deux tiers de la population de la région ont péri en quelques instants. Les rues sont des cimetières. Le café du coin, la boulangerie d'en face, l'école où allaient les enfants, l'usine dans laquelle la famille travaillait, la mairie, la maison où l'on vivait depuis des générations, l'église où l'on se rendait le dimanche ont disparu. Les murs, les familles, la société, les repères, tout s'est effondré. Le silence retombe, l'hébétude paralyse les volontés, le cauchemar commence pour les survivants.

Les secours mettront des jours avant d'arriver sur place. Les rescapés, hagards, ne doivent d'abord compter que sur eux-mêmes et les moyens logistiques n'existent plus. Les grues sont à terre, les pelleteuses détruites, il n'y a plus d'électricité, plus d'eau.

Les ONG estiment à plus de cent mille le nombre de victimes qui ont succombé, trois pour cent de la population globale du pays...

*

* *

Ce 7 décembre au soir, rentrant de l'hôpital, j'écoute les informations dans ma voiture qui tente de se faufiler dans les embouteillages parisiens. Ce qui se passe en Arménie est décrit comme apocalyptique, l'émotion est vive. Les flashes succèdent aux flashes avec le même message, la même intensité.

Le lendemain, je suis contacté, comme beaucoup d'autres, par SOS Arménie, un collectif de médecins, dont certains d'origine arménienne. On me propose un départ rapide pour cette contrée d'Union soviétique si durement frappée. J'accepte aussitôt. J'ai probablement été choisi en tant qu'anesthésiste-réanimateur, connaissant le maniement des kits de dialyse et des « reins artificiels » qui permettent de venir en aide aux victimes du syndrome d'écrasement.

Un départ, même dans l'urgence, doit s'organiser. Dans la matinée, je demande un rendez-vous à mon chef de service. En attendant cette entrevue, je vais voir deux collègues qui acceptent de me recevoir sans délai. Le premier est le patron de la chirurgie digestive, le Pr Patrice Valleur, qui retarde de quelques minutes le début de sa prochaine opération pour me guider et me conseiller. Il me décrit à la hâte l'intervention d'amputation, que je ne sais pas faire, me dit comment procéder, me signale les pièges et démystifie pour moi la pratique de cet acte, qui, somme toute, reste un geste simple. Il me confie une boîte chirurgicale contenant le matériel nécessaire, et après quelques ultimes recommandations s'engouffre dans le bloc opératoire pour réaliser son intervention.

Le second collègue que je tiens à rencontrer est le pharmacien-chef. Lui aussi, connaissant la raison de ma visite, interrompt son activité pour une bonne demi-heure. Je lui réclame quelques médicaments : antibiotiques, antalgiques, anesthésiques et surtout un kit de dialyse. Il me donne tout ce que je lui demande. Encouragé par cette aide sans restriction, j'aborde le problème épineux des médicaments antalgiques, dits stupéfiants. Incroyable comme une chaîne de solidarité peut abolir les barrières et les freins bureaucratiques... Là encore, sans détour, le pharmacien-chef m'emmène au sous-sol. Nous traversons un couloir pour pénétrer dans une salle dont l'entrée est protégée par une porte blindée. Ici sont entreposés la morphine et les produits opioïdes.

– Sers-toi ! Prends tout ce que tu veux. Je me débrouillerai.

À ces hommes de bonne volonté, à ces médecins qui ont la main sur le cœur, je serai toujours reconnaissant de leur soutien sans condition face à l'urgence.

En début d'après-midi, mon patron me reçoit et me donne son accord de principe pour mon départ. Ça y est, je peux m'envoler. Le temps presse, chaque minute compte.

Un bazar incroyable

Arrivés en Arménie, nous montons de nuit vers le nord, vers le lieu du drame, l'épicentre de la tragédie. Sur la route, les chars d'assaut sont présents, et il nous faut franchir cinq ou six barrages, avec à chaque fois une perte de temps considérable. Malgré l'importance de la présence de ses soldats, l'Armée rouge ne participe pas aux recherches.

L'envoyé spécial de *L'Express*, Alain Louyot, un baroudeur du grand reportage, a réussi à franchir ces barrages... grâce à une carte de la Croix-Rouge ! Olivier Weber, grand reporter au *Point*, s'est carrément infiltré dans un avion soviétique, prétextant qu'il était médecin. Du bluff intégral, qui plus est dans un aéroport militaire ! Ce qui leur a permis d'arriver très vite sur les lieux du séisme et d'enquêter sur la colère du peuple arménien, la corruption, le ciment volé et le sable ajouté aux constructions, sans être inquiétés par le KGB, le service de renseignement soviétique.

Le séisme a révélé tous les malheurs de l'Arménie...

Olivier Weber, je le retrouverai à plusieurs reprises, dans d'autres coins de la planète. Il deviendra mon ami. Sur cette route d'Arménie, dans le froid et la neige, nous échangeons nos impressions. Il se montre convaincu que le peuple arménien se soulèvera bien vite, révolté par des années d'oppression mais aussi par la corruption endémique, qui n'a fait qu'accroître le nombre des victimes.

Il avait raison. Le chemin de l'indépendance s'est ouvert sur les ruines du séisme.

Pour l'heure, il fait froid, les routes sont verglacées et encombrées, des réfugiés descendent vers la capitale, des citadins montent vers les zones sinistrées afin d'obtenir des nouvelles de leurs proches ou participer aux recherches. Un bazar incroyable. J'enrage : tant de vies humaines pourraient être épargnées avec un peu plus d'organisation, une meilleure volonté et un peu moins de bureaucratie !

Arrivés pour tenter de sauver des ensevelis, nous nous rendons vite compte que la situation a changé. Ceux qui pouvaient être sauvés l'ont été, les blessés grièvement atteints ont succombé. La demande d'une aide internationale ne s'est faite que tardivement, et ce retard explique que la quasi-totalité des victimes du syndrome d'écrasement ont déjà péri. À l'évidence, il faut changer notre façon d'intervenir. Ce qui paraît le plus urgent est d'assurer la survie de ceux qui ont échappé à cet enfer, tout en restant, évidemment, disponibles pour soigner les rescapés.

C'est dans ces conditions que je serai le témoin de grandes souffrances, de calvaires physiques et moraux indicibles, de surpassements de douleurs qui, dans d'autres circonstances, auraient été perçues comme insupportables.

Comme tout le reste, le système de santé n'existe plus. Il n'y a plus d'hôpital, plus de cabinet médical, plus de dentiste, plus de pharmacien. Les infarctus du myocarde, les coliques néphrétiques, les angines, les appendicites, les abcès ou les fractures de membres ne sont plus pris en charge. Ceux qui ont besoin de médicaments ne peuvent plus en trouver. Les hypertendus ou les diabétiques, auparavant suivis, sont abandonnés à leur sort. Les infections courantes, en cours de traitement, sont délaissées. La situation est effroyable.

L'évidence s'impose : il faut mettre en place des dispensaires. Le lundi 12 décembre, cinq jours après le drame, le premier est ouvert avec Médecins sans frontières, place

Kirov, au centre de Léninakan. Nous choisissons d'en implanter un second entre les murs d'une pharmacie. Quatre boxes de consultations sont improvisés, délimités par des couvertures de survie et par des cartons : de quoi préserver une intimité relative, mais nécessaire.

La consultation s'accompagne de la distribution de médicaments, qui se déroule dans les mêmes locaux. Même une salle d'attente est aménagée. Dans des circonstances où les repères classiques se sont dilués, il faut récréer une organisation structurelle connue, il serait inutile et dangereux de vouloir improviser de nouvelles règles. Salle d'attente, box de consultation, pharmacie : les rescapés constatent que quelque chose existe, un quelque chose auquel ils sont habitués. Sans qu'aucun d'entre nous n'ait fait d'études de psychologie, nous pressentons intimement que ces détails « de forme » revêtent une importance capitale. Ces repères apparaissent essentiels pour les survivants, c'est un peu d'humanité préservée au cœur de la catastrophe.

La décision de prendre en charge de cette manière nos futurs patients n'a pas, à vrai dire, monopolisé beaucoup de temps. Nous nous sommes réunis et, en cinq minutes, tout était dit. Dans ces cas-là, l'économie de temps est précieuse. Dans l'extrême urgence, les théories, les procédures, les conduites s'imposent d'elles-mêmes. Ce n'est que par la suite, dans le calme de l'après-coup, que l'on peut s'interroger sur la nécessité de multiplier les réunions, de confronter les opinions des uns et des autres. À combien de réunions dans nos hôpitaux ai-je pu assister à Paris sous couvert de consensus, d'interactivité, et qui n'étaient pas vraiment indispensables ? Certes, il n'est pas question de s'en passer, mais un de mes amis médecins estime que nombre de confrères devraient participer à ce type d'action humanitaire afin de se remettre en question.

Consultation en enfer

La consultation est d'emblée submergée. Juste avant l'ouverture, nous sommes encore en train d'équiper nos quarante-cinq mètres carrés de locaux, et une queue immense s'improvise déjà devant le dispensaire. Cent cinquante patients se présentent dès les premières heures... Il y en aura parfois quatre cents dans les jours suivants.

Nous consultons par le truchement d'un traducteur. Pratiquer une consultation médicale dans une langue étrangère à la sienne pourrait sembler compliqué, voire impossible, quand doivent être abordés des problèmes difficiles comme le mal de vivre, la dépression, le stress, les répercussions psychologiques d'une douleur chronique, les problèmes de relations... L'expérience prouve le contraire. Je m'en rendrai compte aussi au cours de nombreuses autres missions, dans des pays différents, au cours de programmes d'assistance médico-psychologique menés par des psychiatres, des pédopsychiatres, des psychologues.

Durant cette première journée, les douleurs physiques et les souffrances morales s'expriment avec une grande dignité. Elles sont intriquées, et les dissocier demeure impossible.

Je me souviens d'un homme jeune, Vartan. Il revenait en hâte de son travail et se trouvait dans la rue quand la terre a tremblé. Son appartement a été détruit et sa famille, sa femme, sa mère et ses deux enfants, se trouvaient emprisonnés sous les décombres. Il a commencé alors à déblayer pierres et blocs de béton, mais la chute d'un pan de mur lui a fracturé le poignet droit. Sans se rendre compte de sa lésion, il a poursuivi son travail. Un bloc trop lourd et la douleur a surgi, intenable. Vartan s'est précipité au dispensaire, hagard.

Je lui explique alors qu'il faut plâtrer son bras, l'immobiliser pour que les deux os puissent se « ressouder ».

– Combien de temps ça prendra ?

– Trente minutes, pas beaucoup plus.

– C'est trop long, je ne peux pas, ma femme, ma mère, mes fils sont encore ensevelis...

Il veut repartir immédiatement. Trente minutes ! Il vient de prendre conscience que ces minutes sont celles que sa famille passe sous des tonnes de gravats. Il se lance aussitôt vers la sortie pour recommencer à fouiller la terre. Je le retiens, mais je n'arrive pas à le convaincre. Je lui bricole à la hâte une attelle pour fixer son bras, et il s'en va en courant pour continuer à fouiller les décombres de ses mains nues. Beaucoup, comme Vartan, sont blessés dans leur corps et ne ressentent pas immédiatement la douleur physique, comme si le corps était sidéré par l'enfer descendu sur terre.

La nuit tombe, nous continuons de consulter, il devient de plus en plus difficile de lutter contre la fatigue. Mais que signifie l'épuisement devant tant de souffrance ?

Finalement, nous sortons du dispensaire. Il fait froid, vingt degrés en dessous de zéro, la poussière des immeubles écroulés a envahi et gommé les reliefs, on ne discerne plus les trottoirs, les pans de murs sont à nu, les magasins sont éventrés. Un gigantesque nuage de poussière est tombé sur la ville. C'est peut-être ce qui est le plus surprenant après un tremblement de terre : tout devient gris.

La nuit est opaque. Il n'y a évidemment plus d'électricité, des feux de bois sont allumés dans les rues, des braseros sont installés aux carrefours. Ces lumières sont irréelles et donnent un spectacle lunaire. Les gens errent, hébétés, à la recherche d'un parent, d'un repère, d'un espoir, stupéfaits par un événement qui dépasse toute rationalité, toute logique. Parfois, des cris percent la nuit, c'est une équipe de secouristes qui réclame le silence. Les quelques engins de levage s'arrêtent alors dans la lumière des projecteurs et l'on guette un appel qui ne vient pas...

De ces montagnes de gravats, j'ai vu extraire des dizaines d'hommes, de femmes, d'enfants morts. Le froid, la nuit, la mort, le silence, la résignation : nous sommes plongés plusieurs centaines d'années en arrière dans un Moyen Âge de ténèbres.

La souffrance et les douleurs sont énormes. Les uns et les autres nous apportent leur témoignage... Pendant plus d'une vingtaine d'heures, un Arménien a tenu la main d'une petite fille coincée sous les décombres. Quand les secours ont pu la dégager, elle s'est jetée dans ses bras et n'a plus voulu bouger pendant plusieurs heures. D'autres ont eu moins de chance, bloqués par des gravats, les membres inférieurs écrasés. Ils ont été dégagés après des heures d'un travail minutieux afin de prévenir tout éboulement, et certains sont morts à ce moment-là tandis que d'autres ont dû être amputés par la suite. On marche sur les corps. Un vieil homme, la jambe broyée par un bloc de béton, a demandé que les sauveteurs apportent une hache et qu'on lui coupe la jambe... Ce qui fut fait.

Nous n'avons pas assez de médicaments pour le lendemain, il faut retourner dans la capitale pour nous réapprovisionner. Nous ferons le voyage de nuit, de façon à pouvoir ouvrir notre dispensaire de fortune dès le matin.

Les sauveteurs craquent aussi

Le 14 décembre, l'Union soviétique demande aux détachements français de quitter la zone de Spitak. Dès le lendemain, les quelque cent cinquante sauveteurs envoyés par Paris quittent l'Arménie. Prenant conscience du nombre grandissant des besoins et des demandes de la population, nous décidons, avec Médecins sans frontières, d'ouvrir un deuxième dispensaire à Léninakan, dans une école maternelle, bâtiment de deux étages situé à la sortie de la ville.

Au cours d'une mission humanitaire, la logistique revêt une importance extraordinaire. Il n'est pas réaliste de penser que ceux qui y participent doivent être uniquement des soignants, il est faux de croire qu'un logisticien vole la place d'une infirmière, d'un médecin ou d'un chirurgien. Dans le cas présent, la démonstration est faite. Pendant que nous continuons de consulter dans le premier dispensaire, les logisticiens de MSF préparent le second dispensaire, afin que nous puissions démarrer les soins le plus vite possible. En deux jours, ils ont trouvé le bâtiment, ont obtenu les autorisations, ont aménagé les lieux en plusieurs zones : un secteur de soins, une salle d'attente, une salle de consultation, un espace d'intervention avec un bloc opératoire équipé d'un générateur.

Cette salle d'op' est surprenante : les murs sont tapissés de couvertures de survie, consistance métallique et dorée, ce qui confère au bloc une étrange ambiance de vaisseau spatial. La zone de vie de la bâtisse, elle, comprend un bureau permettant la coordination, une cuisine et un grand réservoir d'eau potable ressemblant à un énorme coussin de plastique, qui occupe toute une pièce du rez-de-chaussée. Une dizaine de lits de camps ont été montés à la va-vite. Un chauffage maintient une température supportable, mais ne permet pas de retirer les manteaux. À l'étage, un dortoir est aménagé pour pouvoir héberger une vingtaine de personnes, avec des petits lits d'enfants rassemblés par groupe de cinq et disposés les uns à côté des autres, de manière à constituer un lit pour adulte. Les vitres sont cassées et un courant d'air glacial traverse la pièce de part en part : la température est de vingt à trente degrés en dessous de zéro. C'est décidé, les femmes dormiront en bas. Nous vivrons plus de deux semaines dans cet endroit.

Une atmosphère bon enfant règne au sein de cette maison et nous sommes tous très contents de nous y retrouver pour prendre quelques heures de repos. La nuit, la terre continue de trembler, mais les secousses n'ont rien à voir avec les précédentes. Les marins-pompiers de Marseille sont là avec leurs chiens de sauvetage, ils nous préviennent quand la terre va bouger : leurs bêtes s'agitent et aboient quelques instants avant chaque secousse.

Pour les premières répliques, nous nous levons en vitesse et nous élançons à l'extérieur, puis la répétition des secousses nous rend peu à peu indifférents, et nous restons couchés sous nos couvertures de survie. À nouveau, les murs tremblent et du plâtre suinte le long des murs. À côté de moi, un jeune pompier qui participe à l'une de ses premières missions fixe le plafond, allongé sur ses cinq petits lits d'enfant. À chaque fois, son visage se crispe et une anxiété le saisit. Il évoque le plafond qui peut s'écrouler, commence à prier, parle de sa mère, revient au plafond, puis encore à sa mère, prie à nouveau, et finalement fond en larmes. Il craque. Il veut rentrer en France, se lève, se précipite au-dehors. Des pompiers plus expérimentés le rattrapent et le réconfortent.

Cet épuisement, cette anxiété, ces crises d'angoisse sont des notions courantes pour les équipes de sauvetage. À l'inverse, la pauvreté des secours devant une catastrophe d'une telle ampleur, la violence des souffrances, l'intensité des douleurs, l'absence de moyens lourds vont en « blinder » plus d'un.

Les nuits sont glaciales et nous n'avons pas de sacs de couchage. Nous dormons habillés avec nos manteaux et quatre ou cinq couvertures de survie. J'ai bien fait rire mes vingt compagnons de l'étage en me déshabillant dans un courant d'air glacial, pliant et rangeant mes vêtements en sifflotant, puis me glissant sous ces couvertures habillé d'un caleçon et d'un tee-shirt. Ils m'ont regardé, incrédules, engoncés dans leurs longs manteaux avec leurs mains gantées d'épaisses moufles... et ils ont éclaté de rire quand j'ai bondi hors du lit quelques instants plus tard pour me précipiter sur mes vêtements et m'habiller à la hâte avant de replonger le plus vite possible sous mes cinq couvertures !

Les grandes douleurs sont souvent muettes

Après trois ou quatre heures de sommeil, nous reprenons les consultations. Un quart des pathologies prises en charge a un rapport direct avec le séisme. Ceci est vrai jusqu'au départ des premières équipes de secouristes, qui correspond à la fin de l'espoir. Après, le nombre de pathologies parallèles va augmenter très vite. Plusieurs hypothèses permettent d'expliquer cette situation. Les angines, bronchites, pneumonies sont la conséquence des jours et des nuits passés dans le froid. Par ailleurs, l'absence de soins et d'asepsie commence à se ressentir : des suppurations, des abcès, des gangrènes apparaissent. Il faut traiter avec des antibiotiques, exciser des nécroses et des escarres. Là encore, il est surprenant de constater que les grandes douleurs sont souvent exprimées avec une incroyable discrétion, tout du moins au début. « Les grandes douleurs sont muettes », disait Sénèque au Ier siècle de notre ère. La sidération psychologique ainsi que l'instinct inconscient de survie y sont sûrement pour beaucoup. Un peu plus tard, la phase aiguë étant passée, les douleurs peuvent s'extérioriser.

Au cours des consultations, les patients commencent à parler, à communiquer leur détresse, à commenter leur désespoir. Les premiers jours, en revanche, ils refusaient de se confier, tenaient à rester dignes dans le malheur, s'éloignant pour pleurer et revenant ensuite en s'excusant.

Désormais, ils craquent. Un homme de soixante-quinze ans culpabilise d'être le seul survivant de sa famille : pourquoi sont-ils morts ? Pourquoi suis-je vivant ? Une femme se souvient de cette journée fatidique, quand elle a quitté son domicile, son mari et ses trois enfants pour aller chercher du pain. Lorsqu'elle est revenue avec son pain à la main, son quartier n'était plus qu'une colline de ruines, et sa famille n'existait plus. Un jeune père se remémore ses deux enfants qu'il a entendus appeler pendant deux jours avant que les débris de son immeuble ne s'effondrent et écrasent la cache dans laquelle s'abritaient les petits. Ce directeur d'usine nous avoue ne pas croire à la réalité.

– Il s'agit d'un cauchemar, je vais me réveiller...

Dix jours après le séisme, il continue de se rendre tous les matins devant son usine, comme d'habitude. Mais il ne voit qu'un amas de ruines qui recouvre ses trois cents ouvriers.

Les équipes de sauvetage ont pris la décision de ne pas chercher à évoquer ce qui s'était passé, mais d'attendre d'être sollicitées. Les témoignages, en effet, deviennent spontanés. De plus en plus nombreux, les rescapés se confient. Ils font état d'un carnaval de maux et de douleurs : insomnies, terreurs, crises de panique, de désespoir, d'agressivité, d'indifférence, d'isolement, d'énurésie, d'incontinence nocturne, d'hallucinations visuelles ou auditives...

À Léninakan, à Kirovakan et à Spitak, les souffrances sont accablantes. Physiques et psychologiques, d'une manière indissociable. Il nous faut apprendre que soulager la douleur organique n'est qu'une pièce d'un puzzle complexe, une pièce importante certes, mais qui ne doit pas pousser à négliger les autres composantes psychologiques qui font un être humain : sociologiques, ethniques, anthropologiques. Pour sauver un homme coincé sous des décombres pendant plusieurs jours, il faut sans doute commencer par une amputation, mais ce n'est pas suffisant. Tout un ensemble doit être appréhendé, les conditions dans lesquelles s'est produit l'événement, le changement radical du cadre de vie, le handicap nouveau. Et puis, il faut le savoir, la victime n'est jamais l'unique victime. L'entourage devient victime à son tour, et le problème atteint l'échelle communautaire.

Ces souffrances, nous les retrouverons après de grandes catastrophes naturelles comme par exemple les inondations de janvier 2000 de la province de Gaza, au Mozambique ou encore à la suite de guerres ou de conflits comme en Angola ou au Cambodge. Nous apprendrons à les prendre en charge, à les dépister, à les identifier. Ces troubles vont dans certains cas se « psychiatriser », pour devenir de véritables psychoses qui nécessiteront des prises en charge spécialisées au long cours.

Le couvre-feu et le KGB

Les jours se suivent et se ressemblent dans cette Arménie sous le choc, et une routine finit par s'installer. Même dans l'exceptionnel, la répétition des actions banalise le quotidien. Encore une fois, il nous faut repartir en soirée sur la capitale pour faire le plein de médicaments. Nous montons à quatre dans un poids lourd. La banlieue de Léninakan s'éloigne et nous arrivons au premier barrage de l'Armée rouge. Nous brandissons nos macarons de Médecins sans frontières et poursuivons notre route.

À l'entrée d'Erevan, un énième barrage est dressé, mais cette fois les soldats semblent nerveux. Nous nous y attendions, et avons demandé à Lise et à Nathalie, les deux femmes médecins qui nous accompagnent, de rester dans la couchette du chauffeur, qui se trouve derrière lui. Les soldats nous demandent de descendre du véhicule afin de vérifier nos identités, mais ils n'ont pas remarqué Lise et Nathalie. Nous conseillons discrètement aux deux femmes de rester cachées.

Les militaires nous demandent de les suivre. Nous entrons dans un bureau surchauffé où nos papiers sont examinés en détail par un sous-officier qui continue de palabrer avec son voisin. L'ambiance est sereine. Les soldats nous parlent en russe, et saisissent immédiatement que nous ne comprenons pas un traître mot de ce qu'ils sont en train de nous dire. Mais peu importe, il s'agit d'une formalité et je pense au temps perdu et au retard qui va diminuer d'autant notre temps de sommeil. Les Russes gardent nos papiers et nous montrent une porte en nous invitant d'un geste à passer dans l'autre pièce.

Nouveau bureau. D'autres militaires, beaucoup moins sympathiques ceux-là, nous demandent en anglais ce que nous faisons en Union soviétique. Cette question nous surprend. Comment ignorer les raisons de notre présence ? Ils répètent leur interrogation. Que faites-vous en Union soviétique ? Ils nous font entrer dans un troisième bureau. Trois hommes se présentent comme appartenant au KGB. Ils sont franchement agressifs et parlent fort. Ils nous précisent que nous n'avons pas le droit de circuler à cette heure tardive de la nuit, en raison du couvre-feu, et que nous sommes en situation illégale sur le territoire soviétique. Les visages se ferment, la communication est difficile. Nous comprenons qu'ils nous accusent de faire de l'espionnage et d'avoir profité du tremblement de terre pour nous glisser dans une équipe humanitaire.

Nous tentons de nous expliquer, mais rien n'y fait. Nos interlocuteurs deviennent menaçants et haussent fortement le ton. Ils nous désignent une porte, et nous invitent sèchement à la franchir. Nous nous exécutons en pensant qu'il s'agit d'un quatrième bureau... En fait, nous sortons du bâtiment et nous nous retrouvons dans une grande cour carrée. Dans la nuit, nous sommes éblouis par des projecteurs dirigés sur nous. Petit à petit, nos yeux s'accoutument à la lumière vive et nous discernons des soldats armés de Kalachnikov postés tous les deux mètres et disposés le long des trois autres côtés du carré que forme la cour. Leurs regards sont menaçants. La porte se referme derrière nous. Nous attendons debout une bonne dizaine de minutes. La scène est surréaliste. Un film noir sur la guerre froide ! Alors que nous venons aider les victimes d'un tremblement de terre, lesquelles sont en train d'agoniser...

Une porte métallique à deux battants s'ouvre au fond de la cour, une Niva, genre jeep militaire, entre en trombe et s'arrête brutalement devant nous. Un officier supérieur s'en extirpe et hurle en anglais puis en français que nous sommes en situation illégale, accusés d'espionnage, en état d'arrestation.

Armen, le médecin arménien qui m'accompagne, craque. Il me parle à voix basse de sa famille, je lui demande de ne rien laisser paraître de son inquiétude. Et nos deux consœurs cachées dans la cabine du camion ? Il est probable qu'elles ont été arrêtées... Je réfléchis à toute vitesse. Comment sortir de cette situation ? Je crois avoir trouvé. Le monde entier a les yeux braqués sur l'Arménie : utilisons le pouvoir de la presse !

D'une voix que je ne prévoyais pas aussi ferme, j'affirme que si nous ne sommes pas à 4 heures du matin à l'hôtel Armenia, le quartier général des ONG et des journalistes internationaux, les grands reporters présents feront savoir à toute la planète que l'Armée rouge intervient pour empêcher l'aide internationale et embastiller les équipes médicales étrangères... Et je précise, sûr de moi :

– Ce dispositif est une consigne de sécurité interne aux ONG.

Du bluff intégral !

Mais mon esbroufe semble porter ses fruits. Le colonel explose de colère, cette fois-ci en russe. Il monte dans sa Niva et part en trombe. Nous attendons une bonne demi-heure dans le froid et l'angoisse, puis à nouveau la grande grille du fond de la cour s'ouvre... La Niva stoppe devant nous et le colonel nous annonce, avec un mécontentement mâtiné de diplomatie, que nous sommes libres. Les soldats nous reconduisent à notre camion. Ô surprise, les deux femmes médecins avec lesquelles nous voyageons sont toujours blotties dans la couchette du chauffeur. Nous repartons avec un grand soulagement.

Les conseils du ministre

Un soir, un ministre arménien nous invite à dîner dans un restaurant d'Erevan. Il veut nous témoigner son soutien. Il est sincère et voudrait faire davantage pour son peuple. Nous acceptons cette invitation pendant que le camion se remplit de médicaments, de manière à ne perdre aucune minute. La salle du restaurant affecte le plus pur style soviétique, immense, haute de plafond avec des lustres gigantesques, les murs couverts de miroirs et de marbre. Un orchestre joue de la musique russe, des couples dansent, la vodka coule à flots. Un vrai repas ! Finalement, nous en avions besoin.

Certains notables d'Erevan viennent nous remercier d'être là. J'ai honte. Sans le vouloir, je participe à leur alibi, je cautionne l'inaction des agents du régime soviétique. Le ministre, lui, est un homme droit, il souffre, veut des nouvelles de ce qui se passe à deux cents kilomètres de là, et en même temps il souhaite nous informer de ce qui peut être fait par les autorités. Je sens sa réticence et sa retenue, je ne comprends pas pourquoi, mais rien ne servirait de le brusquer.

À la fin du repas, il me demande de le suivre et nous sortons de l'hôtel pour monter dans sa Volga officielle. Nous allons faire plus de dix fois le tour de l'hôtel pendant qu'il parle sans s'arrêter. Il me confie que, pendant le dîner, il ne pouvait pas s'exprimer. Dans sa voiture, tout est différent : son chauffeur est sûr et il n'y a pas de micro.

Le ministre avoue qu'il ne possède pas une claire vision de la situation, mais il émet des craintes concernant la reprise en main politique, les libertés, la souffrance de son peuple. Il confirme que des troupes russes sont arrivées en nombre et vont être envoyées dans le nord de la petite république. Il fait état de bruits divers sans les confirmer, comme le mauvais état de la centrale nucléaire proche de l'épicentre du tremblement de terre. Et surtout, c'est probablement une des raisons principales de notre entretien, il nous conseille de mieux contrôler le matériel débarqué à l'aéroport, car la corruption est omniprésente, même en ces jours tragiques. Nous suivrons ce conseil à la lettre.

*

* *

C'est enfin le jour du départ. Il n'a pas été programmé depuis longtemps. De toute façon, il n'y a pas de billet, pas de douanes. Avec seulement un sac de voyage, nous parcourons la piste où sont parqués les avions qui doivent décoller dans la journée. Il nous faut interpeller le commandant de bord, car lui seul peut prendre la décision d'embarquer des passagers sans billet. Les deux premiers nous refusent l'accès de leur appareil : problèmes de communication dans deux langues qui ne se comprennent pas ou respect du règlement, je l'ignore. Le troisième avion, un Tupolev, est sur le point de s'envoler et les pilotes vérifient la check-list. Le hublot du commandant est ouvert, il accepte de nous prendre à bord. Nous partons pour Zurich, en Suisse, puis Paris.

L'Arménie, je la reverrai dix ans plus tard. La lutte contre la douleur en Europe aura fait de grands pas pendant ce temps. Et je saurai en revenant là-bas, sur cette terre meurtrie, combien les Arméniens auront compté pour moi dans ma prise de conscience.

– II –

LA NAISSANCE DE « DOULEURS SANS FRONTIÈRES »

Café Procope dans le quartier de Saint-Germain-des-Prés, à Paris, un soir de 1994. Je retrouve Jacques Meynadier – chef du service anesthésie au Centre anticancéreux de Lille –, André Müller – anesthésiste aux Hospices civils de Strasbourg –, Philippe Poulain – anesthésiste à l'institut Gustave-Roussy de Villejuif –, et Claude Thurel – neurochirurgien à l'hôpital Lariboisière. Nous nous connaissons depuis longtemps, tous les cinq, nous avons participé ensemble à une série de congrès et de réunions scientifiques à travers la France et dans différents pays du monde.

Au fur et à mesure de ces rencontres, nous nous sommes aperçus que nous étions tous sensibilisés par la question de la douleur. Nous avons pensé que nous pouvions faire mieux, et que la médecine demeurait trop indifférente à la souffrance de ses patients. Lors d'un récent congrès, je leur avais proposé de nous réunir dans un club de réflexion. C'est ainsi que nous avons créé d'abord le Cad, Club anesthésie douleur. Nous l'avons par la suite transformé en Société francophone d'étude de la douleur, qui rencontra un beau succès, regroupant plus de mille membres, soignants, médecins, infirmiers, concernés par ces questions qui nous hantent. Puis ensemble, et avec bien d'autres, nous avons créé le Collège national des médecins de la douleur, les revues *Douleurs* et *L'Observatoire de la douleur*, enfin nous avons mis en place les États généraux de la douleur.

Au Procope, nous nous retrouvons pour ce dîner sans qu'aucun de mes compagnons ne sache réellement pourquoi. Par amitié, ils ont accepté de venir, ce qui m'enchante. Qu'est-ce qui a motivé cette rencontre ? Un reportage paru dans *Le Point.* Quelques semaines auparavant, en effet, le magazine a publié un reportage sur les mines antipersonnel et leurs victimes, les amputés, principalement des enfants. Les prothèses, écrivait le reporter, sont réalisées avec des moyens locaux : bambou et caoutchouc de pneus. L'article décrivait les douleurs que certains mutilés présentaient, ce qui empêchait la mise en place de la prothèse. Une conversation téléphonique avec ce journaliste, et il ne m'a pas fallu longtemps pour comprendre que les douleurs en question étaient des douleurs possibles à éviter, pouvant être traitées et dont on connaissait bien la prise en charge.

Tout au long de ce repas au Procope, nous évoquons les différents traitements à proposer. Les actions futures pourraient se faire dans le cadre d'une organisation, et la proposition de fonder une Organisation non gouvernementale, une ONG, est accueillie avec enthousiasme. Je suis ravi d'un tel engouement. Il est vrai que nous avons tous peu ou prou une expérience humanitaire. Nous désirons maintenant la transformer en une aventure nouvelle et utile.

Avant de songer à la création d'une structure, nous prenons la décision de réaliser une mission d'évaluation et d'exploration sur place, au Cambodge, en Angola et au

Mozambique. Nous voulons voir d'abord, nous nous refusons à créer le besoin s'il n'y a pas urgence sur le terrain. Comment aurions-nous pu imaginer que, des années plus tard, plus de deux cent cinquante mille patients seraient pris en charge annuellement dans une dizaine de pays, que deux hôpitaux de jour pour le sida seraient ouverts, deux centres d'assistance médico-psychologique fondés, qu'un hôpital-dispensaire itinérant serait créé, un centre de soins palliatifs mis en place, que des équipes mobiles de soins palliatifs seraient mobilisées et plusieurs milliers d'heures d'enseignement assurées ?

En attendant, accomplir des missions, dispenser des soins, organiser des prises en charge, acheter des billets d'avion, trouver des logements, tout cela a un coût, même en l'absence de bureau, de siège, de permanent, d'administratif.

Bref, il faut trouver de l'argent. Le plus possible. Le plus vite possible.

Une bienfaitrice à Pékin

Mon activité de médecin de la douleur me permet d'être parfois invité à faire des conférences ou à donner des cours à l'étranger. C'est la raison de mon séjour à Pékin pour un Congrès international de médecine sur la douleur. Je sors d'une conférence d'une demi-heure en anglais dans un grand hôtel, un calvaire ! Je suis éreinté, mais je dois me rendre à l'Hôtel de Pékin.

Francis, le directeur des ressources humaines d'un grand groupe pharmaceutique français, doit me permettre de rencontrer sa patronne, la P-DG du groupe.

– Pour trente minutes, pas plus, m'a prévenu Francis.

Mais la dame reporte son rendez-vous au dernier moment. Je ne dispose plus que d'un quart d'heure pour la convaincre... Quand j'entre dans sa suite, une dizaine de personnes attendent. La P-DG m'invite à m'asseoir à côté d'elle.

– Il faudra tout me dire en quinze minutes, me souffle-t-elle.

Je commence à parler de la douleur, de mon projet de créer une association, que j'appellerai Douleurs sans frontières... Je parle, le temps passe. Les autres invités commencent à s'impatienter. La dame m'écoute pendant une heure et finalement me lance :

– De combien avez-vous besoin ?

Je n'en crois pas mes oreilles. J'avance à tout hasard :

– Deux cent mille francs... (Un peu plus de trente mille euros.)

Elle accepte à mon grand étonnement et précise :

– Appelez mon secrétariat particulier à Paris.

De retour en France, j'invite la dame à déjeuner dans un restaurant de poissons près des Champs-Élysées. Au cours du repas, elle me demande de lui décrire à nouveau ce que je souhaite faire. Je regarde à la dérobée son chauffeur qui l'attend, et je me dis que j'ai peu de temps cette fois-ci encore, surtout pour évoquer la question d'argent... chapitre dans lequel je ne me sens pas vraiment à l'aise. En fait elle est très attentive, et se révèle même enthousiaste, notamment quand je lui parle du Cambodge, du Mozambique, de l'Angola et des innombrables victimes des mines antipersonnel. Elle comprend tout. Quand j'évoque le financement de notre future action, elle me répond :

– De combien nous avions parlé à Pékin ? Je ne m'en souviens plus très bien...

– Deux cent mille francs...

J'ose à peine lever les yeux.

– Mais ce n'est pas suffisant ! Il vous faut quatre cent mille francs.

Je bois du petit-lait...

Puis elle ajoute :

– Et cela chaque année, sur quatre ans.

Je ne sais que répondre.

– C'est pour démarrer. Après, vous vous débrouillerez...

Une semaine après, j'ai le chèque. Victoire ! Cette générosité m'apparaît d'autant plus estimable que mon interlocutrice a puisé dans sa fortune personnelle. Un don courageux, car l'organisation n'est pas encore fondée. Ce geste pour moi est fabuleux et démontre qu'il existe toujours d'incroyables actes d'altruisme et de dévouement.

Jacques, André, Philippe et Claude, mes quatre compères, eux aussi sont enchantés. Tout désormais va très vite. On monte illico la mission d'exploration.

Quelques semaines plus tard, je pars pour le Cambodge pour une première mission d'information.

Le brancardier chirurgien

Nous nous retrouvons avec Claude Thurel, mon ami neurochirurgien de Lariboisière, à l'aéroport de Phnom Penh, sans connaître personne, avec simplement dans la main l'adresse de Médecins sans frontières... Nous sommes un peu perdus, mais rien ne nous fait peur ! Notre but est précis : nous rendre dans les hôpitaux, puis dans les campagnes qui ont été minées, et suivre le parcours d'un amputé. Nous voulons aussi connaître l'impact de l'amputation d'un individu dans son environnement quotidien, social et familial, ainsi que la prévalence de survenue des douleurs. Avec, en toile de fond, cette question lancinante : ces douleurs gênent-elles vraiment la mise en place des prothèses ?

Avec Claude, nous visitons l'hôpital Calmette de Phnom Penh, où une association britannique, Cambodia Trust, et Handicap International fabriquent des appareillages pour amputés. Les mines sont un souvenir vivace de la dictature de Pol Pot qui, dans les années soixante-dix, étendit sur le pays son linceul sanglant. Chaque mois, ces engins de mort fauchent des innocents. Dans les rues de Phnom Penh, qui a des airs de ville provinciale endormie sous les palmiers des tropiques, on croise nombre de handicapés, jeunes et moins jeunes.

Mais les guérilleros fidèles à l'esprit de Pol Pot sont encore présents au Cambodge et la route est dangereuse. Pour aller en province, il faut partir en convoi, avec les tout-terrain du Comité international de la Croix-Rouge, et il convient tous les deux kilomètres de jeter par la fenêtre des billets de banque afin que les bandits ou les Khmers rouges qui se terrent sur les bas-côtés ne nous tirent pas dessus ! À un moment, le chauffeur, un peu fatigué, oublie de jeter les billets et l'on entend aussitôt un tir de Kalachnikov au-dessus de la voiture. Nous nous empressons alors de payer notre dû.

À l'hôpital de Kompong Cham, petite ville animée posée sur les bords du Mékong, nous avons rendez-vous avec l'équipe de chirurgiens locaux. Je m'aperçois que l'équipe est en fait réduite... à un seul homme. Et cet homme est un brancardier ! C'est le seul survivant d'une rafle des Khmers rouges. Il a appris son métier en regardant les médecins opérer dans le bloc. Le plus cocasse est qu'il ne se débrouille pas trop mal, et même très bien. Il pratique efficacement cinq opérations : l'ablation de l'appendicite, une intervention sur l'œil, les amputations, les hernies, et la tumeur du sein... L'homme a eu la chance, il est vrai, de suivre un stage avec des humanitaires français. Une histoire incroyable comme seul le Cambodge sait en produire.

La douleur du membre fantôme

Cet hôpital Kompong Cham fonctionne de bric et de broc. La famille du malade paie l'alimentation, c'est-à-dire une tambouille cuisinée dans la cour, et paie encore pour les médicaments, des pilules achetées à l'unité, au jour le jour. Si personne ne finance le séjour du patient, celui-ci est délaissé. Et pour couronner le tout, les employés hospitaliers s'absentent l'après-midi : en raison de salaires trop bas, ils sont contraints d'exercer parallèlement un autre métier.

Chan, un jeune amputé de la jambe droite, âgé de seize ans environ, doit être opéré au bloc le lendemain pour une forte douleur. En fait, il s'agit d'une révision du moignon, imposée par l'impossibilité pour le jeune handicapé de mettre sa prothèse. Notre brancardier chirurgien se prépare. Le jeune Cambodgien sourit, malgré sa souffrance. Je demande alors à l'interprète si je peux poser quelques questions à Chan.

– Est-ce qu'il a mal dans la jambe qui manque ou sur le moignon ?

L'interprète me regarde avec des yeux ronds :

– Qu'est-ce que vous voulez dire ? Je lui pose vraiment cette question ?

– Oui, est-ce qu'il a mal dans la jambe qui manque ?

Chan répond d'une seule traite et le traducteur dit :

– Tout va bien.

Je sens qu'il a mal posé la question.

– Non, reposez-lui la question.

Chan répond finalement par l'affirmative : c'est la jambe qui manque qui lui fait mal. C'est une douleur du « membre fantôme », assez classique, et qui ne nécessite aucune intervention chirurgicale. L'opération non seulement ne résoudra en rien la douleur, mais pourrait encore l'aggraver. Devant mon diagnostic, le brancardier chirurgien se montre dubitatif.

– Je vais l'opérer demain, confirme-t-il.

J'essaie de lui expliquer l'inutilité du geste, mais il ne veut rien entendre. Il veut garder la face, conserver sa fierté devant les autres, surtout ne pas être désavoué. Il opère malgré notre mise en garde et nous ne pouvons l'en empêcher. Claude et moi sommes catastrophés. Ce pauvre adolescent est opéré inutilement, recouper ne sert à rien... Et nombre d'autres amputés, j'en suis certain, subissent le même sort.

Insister pour éviter l'opération à Chan nous aurait interdit à jamais de travailler dans cet hôpital. Il est dur de changer les habitudes médicales, ici comme ailleurs.

Je sens qu'il y a un vrai champ d'exploration pour notre mission, sensibiliser les médecins, les former, leur démontrer que soulager la douleur ne veut pas forcement dire opérer.

*

* *

Durant cette mission, je me rends compte d'autres choses aussi étonnantes. Hun, un jeune paysan récemment amputé, arbore une coupe du fémur à vif. L'infirmière arrive et balance de l'alcool sur le moignon... Le jeune paysan grimace de douleur, mais ne dit mot. Je pense aux hurlements que cette technique aurait suscités dans un hôpital en France !

Quand nous retournons vers Phnom Penh, nous voyons surgir brusquement sur la route une colonne de Khmers rouges, des fantassins juvéniles vêtus de chemises noires. Je demande au chauffeur de cacher rapidement la voiture derrière une baraque restaurant. Nous assistons alors à une scène incroyable : les forces gouvernementales, c'est-à-dire l'armée royale du Cambodge, arrivent de l'autre côté, les deux ennemis vont se croiser !

Claude et moi, tapis derrière le restaurant, nous nous attendons au pire. Mais les deux troupes s'ignorent, fatiguées sans doute par une trop longue guerre. Le Cambodge est décidément surprenant.

Comme apparaît également surprenante cette vision du marché couvert de Battambang, au nord-ouest du Cambodge : à côté des papayes, des fruits de toutes sortes et des grillons qui se mangent comme des bonbons, se vendent dans la plus grande simplicité des mines antipersonnel et des Kalachnikov... Les paysans les achètent afin de se protéger. Le soir ils enfouissent les engins autour de leurs champs pour empêcher le vol de leurs bêtes. Et puis, le lendemain des jours de fêtes, parfois après une soirée bien arrosée à l'Angkor Beer ou à l'alcool de riz, ils ne se souviennent plus des sites de pose... et sautent sur leur propre mine.

Rendre sa dignité à l'être humain

Notre mission nous permet de connaître l'itinéraire d'un blessé après avoir sauté sur une mine. Le temps entre l'explosion et l'opération se situe généralement entre vingt-quatre et trente-six heures. Et encore, ce n'est qu'une moyenne : certains paysans dont les champs sont éloignés parviennent à l'hôpital plusieurs jours seulement après le drame. Dans ces cas-là, la seule solution reste l'amputation.

Autre phase du parcours : l'arrivée au centre d'appareillage. Cela se fait un peu au hasard, par le bouche à oreille. Même s'il voit un médecin, l'amputé n'aura pas d'analyse de ses douleurs, celles du membre fantôme sont méconnues et le Cambodgien est persuadé que sa souffrance vient de la prothèse.

Il existe ainsi ici la prothèse des sept jours : le lundi, l'amputé met la prothèse de Handicap International, le mardi une autre car il a mal, puis demande au Comité international de la Croix-Rouge de lui en placer une troisième, ensuite il opte pour celle du Cambodia Trust, et ainsi de suite... Finalement, le mutilé, tordu de douleurs, renonce à porter la moindre prothèse.

Je me rends compte qu'il n'existe aucune étude sur la survenue de douleurs qui empêchent l'appareillage. D'autre part, on constate une discordance entre l'existence de centres d'appareillage de haute qualité et le peu d'intérêt pour la douleur. On comprend aussi que, pour le handicapé, mettre sa prothèse reste une priorité, sinon il ne peut plus faire de vélo, ne peut plus se rendre dans sa rizière pour rapporter la nourriture à sa famille. Il finit désocialisé, même dans un pays où l'amputation est banalisée. La prothèse, malgré la souffrance, signifie être réintégré dans la famille, le groupe, la société.

Nous décidons alors de mettre en place une enquête pour sensibiliser les personnels de santé à la question de la douleur et connaître la fréquence de la souffrance chez les amputés cambodgiens. Jamais une telle étude n'a été menée. Elle va souligner que 30 à 50 % des amputés souffrent au point de ne pouvoir supporter une prothèse, ce qui donne une cohorte de blessés doublement handicapés, par l'amputation et par l'impossibilité de se réinsérer. Des gens dont personne ne s'occupe.

Nous sentons que beaucoup doit être fait pour ces pestiférés. Notre association naissante, Douleurs sans frontières, va s'y employer. D'abord, nous pouvons aider à traiter cette douleur du membre fantôme, celle qui fait qu'au réveil on croit avoir deux jambes et qu'on se lève sans précaution, avec une chute pour conséquence, ou que l'on ébauche le geste de gratter des orteils qui n'existent plus... Le cerveau n'a pas reçu la bonne information et croit que le membre existe toujours. Peu à peu nous mettons en place un système que nous connaissons bien : un petit appareil portatif appliqué sur le moignon, pas plus gros qu'un téléphone portable, fournit aux cellules nerveuses périphériques et au cerveau les informations capables de diminuer la transmission du message douloureux.

Cette technique est légère et peut être efficace pour certains. Les paysans et artisans ainsi appareillés peuvent retourner aux champs, continuer à avoir une activité physique et nourrir leur famille. Les citadins, eux, sont réintégrés plus facilement. La vie leur paraît plus facile. Le port de la prothèse devient une routine et ils en oublient souvent leur condition d'amputé.

Le second axe de travail pour Douleurs sans frontières, à cette époque, se situe dans la « douleur des extrémités nerveuses sectionnées ». On voit en effet apparaître sur les nerfs des boursouflures très douloureuses appelées névromes dans le cas des amputations. Là encore, le port de la prothèse devient un supplice.

Malay, qui vit dans la région de Battambang, a sauté

sur une mine près de son champ. Impossible de connaître l'origine de ces pièges. Les Khmers rouges ? L'armée gouvernementale ? Toujours est-il que ces engins sont là depuis des années et y resteront encore bien longtemps, même si plusieurs organisations s'activent pour les exhumer.

Malay est jeune et vigoureux. Il doit nourrir sa famille avec ce qu'il peut tirer d'un lopin de terre, et le port d'une prothèse lui permettrait de retourner aux champs. Mais le névrome l'en empêche. À chaque pas, le malheureux grimace de douleur, et pourtant il n'est pas du genre à se plaindre. Nous l'avons traité en alcoolisant les cellules concernées. C'est un traitement simple, efficace, peu onéreux, et pourtant personne ne le pratiquait... Maintenant, Malay retourne aux champs et a retrouvé sa joie de vivre. Il est surtout redevenu un homme, au sens social du terme. Il peut travailler, nourrir sa famille, se rendre utile. Ici encore, on retrouve la noblesse du travail sur la douleur : rendre sa dignité à l'être humain.

L'arme du lâche et de l'injustice

Les premières missions de DSF ont été réalisées dans des pays en fin de guerre ou en post-guerre, parmi les nations les plus minées du monde : Cambodge, Angola, Mozambique. Au Cambodge, il y aurait un amputé pour deux cent trente-six habitants. En Angola, un pour quatre cent soixante-dix. À titre de comparaison : aux États-Unis, on compte un amputé pour vingt-deux mille habitants.

La mine antipersonnel, c'est l'arme du lâche. Ces engins de mort, qui sèment la désolation et parlent bien longtemps après que les armes se sont tues, ne sont pas faits pour tuer. Les mines explosent à hauteur de hanche pour blesser, pour arracher un membre, ce qui a pour conséquence le retour vers l'arrière du blessé soutenu par deux autres combattants... Ce n'est pas un soldat, mais trois qui sont alors hors d'état de combattre.

Les mines ont été de toutes les batailles modernes, du Vietnam à la guerre du Golfe, de l'Afghanistan à la Yougoslavie, en Irak, au Kurdistan, au Koweït... Le Dr Xavier Emmanuelli, cofondateur de Médecins sans frontières et fondateur du Samu social, l'affirme : « En tant que médecin d'urgence, j'ai soigné des enfants mutilés, et je peux vous dire que ces blessures entraînent des souffrances atroces pour toute une vie, gâchent la vie sociale, génèrent l'exclusion. Il faut mettre sur pied des équipes de médecins spécialistes de la douleur, et surtout considérer qu'à l'issue d'un conflit le déminage est une donnée de base du retour à la vie normale. »

Soixante-dix à cent dix millions de mines : c'est l'estimation de leur nombre selon l'Onu, trente-deux millions en Asie, vingt-six millions au Proche-Orient, quarante-quatre millions en Afrique, dix millions en Europe et deux cent quarante mille en Amérique latine. Deux millions de plus sont enterrées chaque année. Chaque mois, elles tuent huit cents personnes, de lésion, d'hémorragie et surtout d'infection, et elles en mutilent plus de mille deux cents dans le même temps. Une victime est fauchée par ces engins toutes les vingt minutes.

Ce qui est scandaleux – et le mot n'est pas assez fort –, c'est que certains pays continuent d'en fabriquer. La Chine en est le premier pays producteur et exportateur, mais il y a de la concurrence sur le marché : les États-Unis, l'Inde, l'Égypte, le Pakistan, la Birmanie, la Russie et la majorité des pays de l'Est proposent aussi leur matériel.

Autre source d'indignation : certaines grandes compagnies, par le jeu de filiales, fabriquent et vendent des mines... puis, quand le conflit est terminé, elles offrent leurs services pour le déminage ! Un programme complet, en quelque sorte. On tue d'abord, on démine ensuite. Une mine coûte trois dollars, mais le prix moyen pour la retirer est de mille dollars : les marchands de mort gagnent sur les deux tableaux.

La centaine de milliers de mines détruites chaque année ne pèse pas lourd face aux cent quatre-vingt-dix millions fabriquées depuis vingt-cinq ans. En 1999, cent trente-quatre pays sur les cent quatre-vingt-trois qui composent les Nations unies ont signé un traité interdisant l'usage des mines. Soixante-cinq l'ont ratifié, cinquante-sept ont refusé de le signer : États-Unis, Inde, Égypte, Pakistan, Birmanie, Russie... Comme par hasard les gros producteurs.

Le scandale est plus intolérable encore quand on sait que certains fabriquent des mines qui ressemblent à des jouets en leur donnant des couleurs : c'est ce que les Russes ont fait avec les mines « papillons » éparpillées par hélicoptère sur l'Afghanistan... Des engins qui visent directement et clairement les enfants.

Dans ce domaine, la France est exemplaire. Le 23 juillet 1998, Paris a ratifié les accords d'Ottawa en vue de l'élimination de ces armes. La France avait anticipé cet accord par la prise de décisions unilatérales : arrêt des exportations en 1993, fin de la production deux ans plus tard, puis engagement à réduire le stock et assurance de ne plus utiliser ce type d'armes, excepté dans des circonstances exceptionnelles. De près d'un million et demi, le stock français est passé officiellement à cinq mille, des armes utilisées uniquement pour la formation des démineurs et le développement de nouveaux matériels de déminage.

Les accords d'Ottawa seront suivis de ceux de la réunion de Lusaka, puis de Maputo en 1999. À cette dernière réunion internationale, Douleurs sans frontières sera invité, et figurera dans la charte matrice des Nations unies comme opérateur prenant en charge la douleur et les souffrances des victimes des mines antipersonnel. Et ceci pour tous les pays qui solliciteraient l'aide internationale pour se débarrasser des engins enfouis.

Au Centre de la douleur de Hanoi

Après le Cambodge, mes compagnons de route et moi lançons une consultation de la douleur à Hanoi, au Vietnam, grâce au soutien d'un laboratoire pharmaceutique français. Cette consultation est installée à l'hôpital de l'Amitié, appelé aussi hôpital Vietso, en raison de son ancien nom : hôpital de l'Amitié vietnamo-soviétique.

Cet établissement de santé reste le fleuron du système de santé vietnamien. Les cadres du parti, l'élite du régime et les militaires y sont soignés, mais également tous les membres plus ou moins éloignés de leur famille. Ce qui fait finalement beaucoup de monde. Des moyens modernes existent : scanner, reins artificiels, etc. Je m'y rends à quatre ou cinq reprises pour assurer une formation théorique et pratique. Douleurs du cancer, zona, artérites, névralgies sont le lot quotidien. D'un bout à l'autre de la planète les causes des douleurs sont les mêmes.

Un matin, le directeur entre en trombe dans ma salle de consultation et demande à me parler immédiatement en tête à tête. Quelle bêtise ai-je faite, quelle erreur ai-je commise ? Je m'imagine déjà reconduit à l'aéroport. Le directeur me semble très ennuyé, il me serre le bras d'une main forte, plonge ses yeux dans les miens et me dit qu'il faut que cela cesse, que ce n'est pas acceptable et que lui, patron de cet établissement, ne peut le tolérer... Mais bon sang de quoi s'agit-il ?

– On m'a rapporté que le matin, vous venez à l'hôpital en cyclo-pousse, le gardien vous a vu, les infirmières aussi, des médecins me l'ont répété. Vous ne pouvez pas faire cela, vous êtes un hôte éminent pour nous !

Ouf ! Je lui rétorque que, désormais, j'arrêterai le cyclo à un ou deux croisements de rue, afin que personne ne me voie dans ce moyen de locomotion jugé trop populaire pour un « notable ».

– Non, non, j'ai pris des mesures, vous viendrez en voiture. Notre automobile ira vous chercher tous les matins et vous ramènera tous les soirs.

Je le remercie de tant de sollicitude. C'en est bien fini des cyclo-pousses si sympathiques. Je continue la consultation sans m'attarder sur les regards discrètement narquois des trois médecins vietnamiens qui m'accompagnent. Cela fait partie de ces curieux petits incidents que l'on ne peut identifier au moment où ils arrivent. Ils sont suspendus dans le temps. Il se passe quelque chose de bizarre, mais ce n'est qu'après que l'on matérialise cette sensation et que l'on comprend.

La consultation se termine, tous me raccompagnent, rieurs, dans l'allée principale. Une rangée de personnels en blouse blanche s'écarte pour laisser voir une magnifique limousine noire, voiture officielle de fabrication russe. Un chauffeur est assis à l'avant. Visiblement, ils sont satisfaits de ma surprise. Le chauffeur m'ouvre la porte et la voiture démarre aussitôt. Nous sortons de l'hôpital, tout le monde s'écarte, je ne comprends pas pourquoi. À l'avant, sur le capot droit, trône le drapeau vietnamien. Le lendemain, mes nouveaux amis m'expliquent le mystère de la voiture officielle. J'apprends ainsi que le Premier ministre est venu récemment se faire soigner à l'hôpital de l'Amitié. Très content des soins, il a remercié l'hôpital en faisant cadeau de sa limousine.

– III –

L'AVENTURE CAMBODGIENNE

Bernard, l'un des piliers de Douleurs sans frontières, est ingénieur de formation, mais il a fait tellement d'autres choses : chef d'entreprise, directeur d'un holding, juge au tribunal de commerce. On lui a proposé de faire de la politique, car son grand-père était maire de Chartres. Il a refusé. Il connaît le management, il a dirigé des entreprises, il sait gérer les hommes et les chiffres. Il est droit dans ses bottes.

Je pars avec lui pour une mission au Cambodge. Nous faisons Paris-Bangkok par Air France, car la compagnie nationale nous aide, et nous obtenons des tarifs avantageux pour nos missions. Autant ce vol ne surprend pas, par son côté destination de vacances, autant par la suite le changement est net. En 1994, les voyageurs pour Phnom Penh ne sont pas nombreux. Il y a encore des conflits. À Bangkok, tout le monde descend. On nous conduit dans une petite salle au rez-de-chaussée de l'immense aéroport avec ceux qui poursuivent le voyage. Étrangement, la majorité des voyageurs devient masculine, et il ne reste que très peu d'enfants. On attend. Les horaires ne sont pas trop respectés.

Nous embarquons enfin. L'avion est à moitié vide. Descente sur le Cambodge, arrivée à l'aéroport Pochentong. Durant le vol, comme à chaque fois que je referai ce périple, je sens que la douleur de ce peuple, victime d'un génocide, ne peut pas laisser indifférent. C'est sur cette terre striée de rizières émergeant à travers le hublot que se sont déroulés naguère des meurtres inimaginables, des massacres à grande échelle, des jugements sans avocat, sans procès, des souffrances innommables, indescriptibles, des tortures, des douleurs physiques, des enrôlements d'enfants soldats dans l'Angkar, la mystérieuse organisation des Khmers rouges.

L'aéroport ressemble à celui d'une petite cité de province. Il a été détruit à coups de canon, de chars, de mortier, puis a été reconstruit après le coup d'État de Hun Sen, le Premier ministre. L'avion des Royal Cambodia Airlines atterrit sous une pluie tropicale. L'avion est seul sur la piste. La nuit tombe. Il n'y a pas de passerelle satellite, les passagers descendent sous la pluie. Et la pluie, en Asie, c'est la mousson torrentielle. À la dernière marche, on court, il ne reste que quelques mètres, mais cela suffit pour être trempé. Heureusement, on n'est pas nombreux, on ne risque pas de s'éclabousser.

Les formalités sont épuisantes. Il y a non seulement le décalage horaire, mais aussi et surtout cette attente dans une ambiance moite, les chemises trempées de pluie, et très rapidement de sueur. À droite de l'entrée, dans une salle impersonnelle noyée de lumière à la fois blafarde et trop vive, s'étire un alignement de comptoirs. Derrière, sanglés dans leur uniforme vert olive, une vingtaine de militaires sont assis, en silence, et attendent de voir défiler les passagers, un par un. Il faut donner son passeport au premier militaire qui le passe au deuxième et ainsi de suite jusqu'au vingtième. L'avion est garé très près des bâtiments de l'aéroport, et ce n'est pas sans raison. Il n'y a pas de tapis roulant sur lequel arrivent les bagages. Les soutes de l'avion ouvertes, les valises ont été glissées, jetées ou déversées – quel est le terme le plus adapté ? – mais tout cela revient au même : une petite colline de valises s'élève, il faut aller chercher la sienne... sous la mousson. À la sortie, des enfants mendient, il n'y a pas grand monde. Mais il y a Pascal.

Soulager la douleur « là-bas »

Pascal Crépin est le responsable de Médecins sans frontières au Cambodge. Une Range Rover blanche avec un gros macaron « Interdit aux armes » nous attend et nous emmène à « MSF House », la maison de Médecins sans frontières. En 1994, les coupures d'électricité sont nombreuses, à raison de trois à quatre heures par jour, les coupures d'eau aussi, et la nuit crépitent les tirs de Kalachnikov. Chaque Cambodgien possède une arme.

Quand la nuit est tombée, on reste chez soi. Dans la journée, il est habituel de croiser une Mercedes ou un Landcruiser flambant neuf aux vitres noires, entouré d'une meute de motards surarmés traversant Phnom Penh en trombe, sirènes hurlantes. Un officiel, ou un « homme d'affaires », terme générique qui comprend aussi les mafieux, les bandits de grands et petits chemins enrichis par les trafics en tout genre.

Dès le lendemain, nous sommes sur le terrain. Cette mission permet d'identifier plusieurs problèmes. La langue n'est pas vraiment un obstacle, je l'ai déjà constaté. Que ce soit en Angola, au Mozambique, où l'on parle portugais, ou en Arménie et dans des situations moins simples que pour la pathologie organique, par exemple dans des situations de prise en charge médico-psychologique, là où l'on pouvait penser que les problèmes de communication allaient rendre notre travail malaisé, il n'en fut rien.

La difficulté, en fait, tient à la linguistique, et non à la langue. La description de la douleur est ardue, ce qui ne facilite ni sa recherche ni l'évaluation de son intensité. Curieusement, le vocabulaire cambodgien semble moins riche et moins clair que le nôtre. Des stéréotypes tel que « j'ai chaud dans tout le corps » reviennent souvent pour décrire une douleur. Les notions de « chaleur du tronc » ou de « refroidissement des extrémités » sont également fréquemment utilisées. Il n'y a pas de mots ou de descriptif plus précis qui permettrait de rapprocher les plaintes de la sémiologie occidentale qui nous est familière.

La deuxième conclusion de cette mission est de constater que les patients, d'une façon générale les cancéreux, les sidéens et en particulier les amputés, ne veulent pas rester à l'hôpital. Plusieurs raisons permettent probablement d'expliquer ce fait. D'abord les croyances, c'est-à-dire l'existence d'une médecine traditionnelle. Ensuite, la banalisation de l'amputation. Toutes les familles ont un amputé, et dans chaque village on constate la présence de nombreux éclopés sans appareillage, avec une moyenne d'âge de vingt-cinq ans. Pourtant, lorsqu'ils peuvent être appareillés, ces handicapés ont une vie proche de la normale, il n'y a pas rejet de la part des structures sociales. Autre raison : les problèmes financiers. Une journée d'hospitalisation signifie une journée sans revenus pour le patient et pour sa famille.

Certaines ONG proposent une indemnité pour chaque consultation. Mais cette initiative généreuse induit un effet pervers : des patients viennent systématiquement, qu'il y ait ou non un problème, pour toucher une journée de « salaire » !

Autre frein à l'hospitalisation : la nécessité d'une présence familiale au côté du malade. En effet, l'alimentation et le ménage ne sont pas assurés par l'administration hospitalière, les patients doivent donc s'en charger, d'où l'habitude, voire l'obligation, d'être accompagné par un membre de sa famille. Or deux personnes qui ne travaillent pas sont une lourde charge pour l'ensemble de la cellule familiale.

Enfin, l'éloignement par rapport au domicile ne facilite pas l'hospitalisation. Les distances ne sont pas forcément importantes, mais les routes sont mauvaises et les moyens de transport collectif inexistants. Il faut donc calculer en temps. Cinq heures sont nécessaires pour un trajet de cent cinquante kilomètres. En outre, la sécurité est loin d'être assurée dans le pays.

Des traumatismes durables

Ce pays parvient lentement à sortir du cauchemar du règne khmer rouge, qui étendit son œuvre de mort entre 1975 et 1979, sous la férule de Pol Pot. Un génocide qui se solda par la mort de plus de deux millions de Cambodgiens sur une population totale de sept millions à l'époque. Le traumatisme psychologique est toujours là. Les Cambodgiens ont peur de la délation, peur du voisin, peur de toute initiative.

L'extermination systématique des intellectuels se traduit par une carence grave du nombre de médecins et par une insuffisance de leur niveau de formation, car il n'y a plus de formateurs. Sur les quatre cent cinquante médecins d'avant le génocide, le Cambodge n'en compte plus que quarante-huit, dont une majorité restée ou partie à l'étranger.

Sur le terrain, ces manques criants permettent sans doute d'expliquer le rapport difficile du patient avec le médecin. Les Cambodgiens n'ont pas l'habitude d'être interrogés par leur praticien, et n'ont donc pas coutume de se confier, en particulier sur leurs douleurs. De plus, les médecins eux-mêmes ont perdu l'exercice de l'interrogatoire et ne questionnent plus leurs patients. Avec Bernard, nous pouvons constater que la consultation médicale ne comprend ni interrogatoire ni examen clinique. Ce qui ramène l'acte médical à une prescription symptomatique des plus rapides...

Pour toutes ces raisons, probablement, la notion de douleur est diluée, absente, oubliée. Il n'y a évidemment aucune raison logique ou médicale à ce que la prévalence de survenue de douleurs chez les cancéreux, les sidéens ou les amputés de Phnom Penh ne soit pas semblable à celle que nous connaissons à Paris. En ce qui concerne les amputés, toutefois, il est une différence notable, car il s'agit souvent ici d'hommes jeunes, sans antécédents médicaux, ayant subi, par les mines, un traumatisme rapide et violent. Dans les pays occidentaux, en revanche, les amputés sont principalement des personnes âgées présentant des antécédents cardio-vasculaires et souffrant depuis plusieurs mois. Ces patients, à la différence des enfants khmers, des paysans ou des jeunes militaires cambodgiens, ont la mémorisation de la douleur qu'ils vivent depuis longtemps. Et pourtant, même lorsqu'un traumatisme survient brutalement, l'inscription cérébrale de la douleur peut être suffisamment violente pour entraîner des douleurs qui deviennent chroniques si elles ne sont pas traitées.

Ces raisons nous poussent à proposer un questionnaire afin de mieux appréhender l'importance du problème. En fait, la question est simple : les jeunes amputés cambodgiens présentent-ils des douleurs qui empêchent leur appareillage ? Ces hommes, généralement jeunes, ont une espérance de vie normale. Le port de leur prothèse leur procure une existence quasi normale, mais une douleur de névrome ou une douleur du membre fantôme empêche l'appareillage et provoque des répercussions considérables. La douleur n'est peut-être pas une priorité de santé publique pour le pays, mais c'est une priorité de vie pour des dizaines de milliers de Cambodgiens. Soulager la douleur signifie restaurer l'autonomie.

La souffrance de vivre avec son bourreau

Ce peuple khmer est terriblement attachant, souriant, avec une rage de vivre hors du commun. Je ne peux m'imaginer la torture imposée par la dictature khmère rouge à un peuple opprimé, c'est à cent lieues de ce que l'on m'a enseigné, de ma culture, du sens de ma vie. Et pourtant, je vais en rencontrer, des torturés et des tortionnaires... Comme il est difficile alors de ne pas réagir, comme il est difficile de comprendre la culture khmère, le peuple khmer.

Je me souviens de Phan, chauffeur de Médecins sans frontières, que je côtoyais depuis 1995. Cinq ans plus tard seulement, il me parla de la torture. Au fond, je connaissais cet homme sans le connaître. Et pourtant, à chaque mission, nous vivions ensemble douze heures par jour. Quand enfin il évoqua les supplices qu'il avait subis, ce fut pour moi une réelle surprise.

Ce dimanche d'avril, Phan est seul, sa famille est partie

à Kompong Thom. C'est un jour sans but précis. J'ai un rapport à écrire, mais cela me demandera deux ou trois heures de travail, sans plus. C'est d'accord, nous partirons ensuite pique-niquer sur les bords du Mékong.

Des paillotes sont dispersées tous les dix mètres sur les rives du fleuve. La Land Rover est garée à côté de notre cabane faite de bambous et de feuilles de palme, avec un plancher qui se trouve à un mètre du sol et une petite échelle pour y grimper. Phan aime les œufs, je le sais, et pour lui faire plaisir j'en commande aux jeunes femmes qui sont là pour vendre leurs produits. Je lui achète des œufs pour aujourd'hui, mais aussi pour le lendemain. Phan est une personnalité rassurante, posée, calme, qui comprend vite, sans qu'il ait eu la disponibilité de poursuivre des études. En somme, un homme à qui toute la confiance peut être donnée sans arrière-pensée. Nous sommes assis en tailleur. Je ne me rappelle pas comment le sujet a surgi dans la conversation, mais pour la première fois nous parlons de l'époque des Khmers rouges.

Phan me raconte sa famille, sa mère, sa femme, ses enfants : ils sont tous morts de maladie, de faim, de torture... Tous victimes de la folie de Pol Pot. Que de souffrances, que de larmes ! Et il n'y a ici aucune prise en charge psychologique pour ce tourment, alors qu'en Europe on consulte pour moins que ça. Je ne peux m'empêcher de penser à un prisonnier de Fleury-Mérogis, tortionnaire et pédophile, dont on m'a demandé d'assurer le suivi... Je suis anéanti. Je voudrais être discret, mais comment peut-on l'être ? Je désirerais respecter le silence de Phan, un silence de tant d'années, mais je l'écoute. Je n'ai plus faim. Il me parle de son arrestation sans raison, de ses jours de marche dans les rizières, de son arrivée dans une fabrique de tissus, là où lui et les siens resteront une semaine, puis de leur nouveau départ pour une destination inconnue. Ils reviennent à quatre à Phnom Penh, alors qu'ils étaient partis à six. Ils arrivent à Tuol Seng, lieu qui va devenir le centre de l'horreur indescriptible...

Sous le nom de code S21, Tuol Seng, ancien lycée de la capitale, est devenu le centre de torture et d'épuration des Khmers rouges. Ce fut l'institution la plus secrète du régime, et la plus abominable. L'antichambre de la mort pour près de vingt mille détenus. De nos jours, c'est un musée. Entre ces murs semblent résonner encore les cris, l'effroi, la terreur, l'absurdité des hommes. C'est dans cette école que Phan a été torturé. Il me décrit les coups, les cris, les menaces, la faim, l'électricité, la suffocation, la paranoïa des sbires khmers rouges... Je reste sans voix, je ne m'attendais pas à ce récit qu'il débite sur son ton habituel, sans trembler, sans élever la voix. Phan n'est même pas révolté. Il aurait pu me parler du dernier match de foot avec les mêmes intonations. C'est la première fois qu'un homme me décrit sa souffrance infligée par d'autres hommes. Ce ne sera pas la dernière.

Ce n'est pas ce qu'il a pu livrer à ses bourreaux qui m'obsède, mais je veux savoir s'il a identifié ses tortionnaires, s'il les connaissait. À ma grande surprise, avec ce sourire, sinon cette candeur khmère, il me répond connaître très bien son bourreau. Il habite même à côté de chez lui ! Tous les matins, il le croise en allant chercher son journal. Bourreaux et victimes sont souvent voisins dans ce pays. J'ai du mal à croire Phan, ou peut-être plus exactement à écouter ce qu'il me dit. Ce tortionnaire a fouaillé sa chair et celle de ses enfants. Je suis indigné. Je lui demande s'il n'a pas eu des envies de vengeance, de meurtre. Je bous de colère quand il me répond comme souvent ailleurs, dans cette capitale de la douleur :

– Il est vieux maintenant, il faut le laisser.

Je respecte ce qu'il me dit. Sans le comprendre.

Le Dr Dy

Au cours d'un dîner avec Gildas Le Lidec, ambassadeur de France au Cambodge, je fais la connaissance du secrétaire d'État à la Santé, Dy Narong Rith. C'est un homme jeune, dynamique, tout à fait représentatif de la nouvelle élite politico-administrative khmère, fortement influencée par des années passées en France, pays dont il possède d'ailleurs la nationalité. Après avoir été interne en Picardie et médecin attaché au centre hospitalier de Reims, il a présidé la Commission médicale d'établissement du centre hospitalier de Vouziers. Il est spécialisé en pneumologie et a passé ses diplômes à l'université René-Descartes à Paris.

Il me parle de la formation médicale, me demande si la douleur est enseignée dans les études en France. Il se souvient des cours qu'il donnait à l'école d'infirmières du Centre hospitalier général de Laon, puis à la faculté de médecine de Reims. Déjà, il avait des engagements dans la vie associative : président de l'Association des Khmers en Champagne, vice-président de l'association Aide aux handicapés au Cambodge. De retour dans son pays en 1993, il a été nommé sous-secrétaire d'État à la Santé dans le contingent du Funcinpec, parti monarchiste du prince Norodom Ranariddh, vainqueur des élections générales organisées par les Nations unies. Un an plus tard, en novembre 1994, il était nommé secrétaire d'État.

Le réseau sanitaire cambodgien est insuffisant. Il le décrit comme incapable de faire face aux trois fléaux : la mortalité infantile (cent quatre-vingt-six pour mille, l'un des taux les plus élevés au monde), la tuberculose (treize mille décès par an), première cause de mortalité, et le sida, première cause ex æquo. S'y ajoutent les ravages provoqués par la typhoïde et le choléra. Dy l'affirme, le système de santé cambodgien n'est pas en mesure de remédier à ces calamités. Le gouvernement a dû faire appel à l'aide internationale, car il ne disposait pas de suffisamment de vaccins contre la tuberculose.

Le système de santé est non seulement empirique, mais encore dangereux. Sur les marchés ou chez le personnel enseignant, tous les médicaments se trouvent en vente libre, à l'unité et souvent sans leur conditionnement d'origine. En plus, ces remèdes sont généralement périmés ou détériorés par l'humidité et la chaleur.

Dy me demande de réfléchir à un projet de formation sur la douleur destiné aux étudiants en médecine et aux infirmiers. Homme de bonne volonté et d'une belle énergie, il souhaite développer l'enseignement de spécialités médicales, car il n'y en a que quatre au Cambodge. Il voudrait notamment que les pharmaciens soient formés dans une faculté spécialisée, ce qui n'est pas le cas dans ce pays où tout commerçant peut ouvrir une boutique d'apothicaire.

Il me parle de son pays sans honte et sans dissimulation, en analysant la situation avec une parfaite objectivité. Les problèmes alimentaires sont liés à la production rizicole constamment déficitaire, m'explique-t-il. Et tout se gâte encore quand la succession d'inondations et de sécheresse détruit une partie des récoltes. Pour couronner le tout, presque 20 % des rizières sont interdites à la culture en raison des mines et de l'insécurité. Quant au déboisement, il est massif : en un quart de siècle, la surface boisée est passée de treize à sept millions d'hectares.

Dy constate avec amertume et tristesse :

– C'est comme si mon peuple était condamné à souffrir dans son corps, comme si les traitements, les médicaments étaient réservés aux pays riches, et nous, les pauvres, devions avoir mal en silence...

Sans l'exprimer, des liens forts, à la fois professionnels et d'amitié, se sont tissés entre nous ce soir-là. Dy Narong Rith deviendra un grand ami. Jusqu'à son accident vasculaire cérébral et son décès en 2001, il aidera DSF de toutes les façons possibles.

Il me parlait parfois de sa mort. Il anticipait une fin brutale, c'est vrai, mais pas celle qui est survenue. Il s'était présenté aux élections, se savait menacé, craignait pour sa sécurité et ne se déplaçait plus sans une escorte armée. Lors de l'un des derniers déjeuners avec son épouse, il s'amusait devant moi de ces quatre-quatre remplis d'hommes en armes qui entouraient sa voiture et investissaient avant lui l'endroit où il devait se rendre, afin de s'assurer de la sécurité des lieux. Lui, il ne sortait de son véhicule que lorsque ses gardes du corps venaient le chercher.

Nous nous sommes revus à de très nombreuses reprises, et, suprême honneur pour un non-Cambodgien, il m'a invité chez lui et m'a présenté sa famille, sa femme française, ses enfants, ses neveux, ses nièces. À chaque fois, je lui demandais ce qu'il souhaitait que je lui rapporte de France. Et il me faisait toujours la même réponse :

– Alain, j'adore les pommes de terre. Dans mon pays, il n'y en a pas. Peux-tu me rapporter des Bintjes ? Je les planterai dans mon jardin.

Theng marche

Grâce à ces missions DSF sous les tropiques, l'étude et la compréhension de la douleur avancent à grands pas.

Mais avec mes complices, nous n'en restons pas là. Nous voulons continuer de comprendre les malheurs de cette Indochine où les drames sont si forts, les tragédies si intenses. DSF a tant de travail à réaliser dans cette contrée où les souffrances sont grandes en raison des guerres passées, en raison du sida, en raison des mines, et aussi à cause des traumatismes psychologiques qui ne font qu'augmenter les douleurs.

Les sessions de formation de formateurs marchent bien, sur le plan théorique comme sur le plan pratique. La consultation est pleine à craquer de patients douloureux. Le bouche à oreille fonctionne, et parfois un miracle arrive...

Il pleut depuis une heure sans interruption, une de ces pluies qui donnent l'impression d'être frappé par des gouttes bien plus grosses que d'habitude. Nos chemises sont trempées, mais de sueur. Jacques Meynadier, l'anesthésiste de Lille, et moi consultons dans la même salle équipée de deux bureaux. Deux interprètes nous aident. De petits ruisseaux de pluie se forment sur le sol sablonneux de la cour de l'hôpital. Pendant la mousson, il peut pleuvoir pendant des jours, la circulation est difficile, on ne distingue plus les rues des trottoirs, quand ceux-ci existent.

Jacques est fonceur, intelligent et productif. Nous nous retrouvons souvent dans des situations un peu particulières. Alors, dans ces moments durs où l'on pourrait abandonner, se désespérer, il prononce sa phrase fétiche :

– Ça pourrait être pire, il pourrait neiger...

Ce qui ne s'est jamais produit, sauf au fin fond du nord de l'Arménie.

Jacques ne laisse pas indifférent. Je l'ai vu exploser, rarement il est vrai, car il est plutôt d'humeur égale, et le plus important : il construit. Avec lui et avec tous les membres du bureau de notre ONG, les décisions ne mettent pas des mois avant de se prendre. Rien n'aurait pu être fait sans lui. De façon régulière, il quitte ses fonctions de chef de service du Centre anti-cancéreux de Lille pour un camp de réfugiés, un hôpital de fortune ou un centre d'appareillage, loin de son confort quotidien.

Une cinquantaine de mutilés cambodgiens patientent dans la salle d'attente ouverte en plein air, peinte dans un jaune orange délavé de la même couleur que les robes des moines bouddhistes. Ils ont tous une de leurs jambes sous le bras ou posée sur le sol. Ce jour-là, les murs sont couverts d'éclats. Hier, une femme a jeté une grenade dans cette pièce. Heureusement, il n'y avait pas grand monde. Le Cambodge, c'est cela aussi, une violence, une folie, une perpétuelle valse-hésitation entre la paix et la guerre, la guerre aussi avec soi-même, cette autre douleur.

Le vacarme de leurs conversations incessantes nous parvient, et dès que l'on ouvre la porte pour raccompagner un patient et en faire entrer un autre, tous se taisent. Aussitôt la porte refermée, le brouhaha reprend.

Theng entre en sautillant sa prothèse sous le bras, la tête enveloppée dans son *krama*, l'écharpe traditionnelle en coton à carreaux rouges et blancs. Le même que les Khmers rouges portaient sur leurs pyjamas noirs et qu'ils utilisaient pour attacher leurs victimes et leur bander les yeux.

Theng s'assoit.

– *Tchôm rirb krou pèt,* Bonjour docteur.

Il était paysan, puis un jour les Farc – les Forces armées royales cambodgiennes – sont entrées dans son village. Alors il est devenu Farc. Peut-être n'était-il pas vraiment Farc, mais Khmer rouge... Qui peut le savoir ? En tout cas, il a sauté sur une mine, et a été amputé vingt-quatre heures plus tard. Son cousin, amputé lui aussi, lui a donné les cordonnées d'un centre d'appareillage : celui de Handicap International à Siem Reap, dans le nord du pays. Une prothèse adaptée à son amputation a été réalisée, mais il n'a jamais pu la mettre. Trop douloureuse. Car Theng a un névrome au niveau de son amputation. Dès que cette zone est effleurée, au moindre attouchement, une décharge électrique lui traverse le moignon. Le vent ou même un courant d'air peut entraîner cette réponse brutale. Comme tous les amputés qui ont un névrome, Theng ne veut ni que je l'examine ni que je le touche : il a peur de la douleur qui va survenir. Le diagnostic ne fait pas de doute. L'interprète lui explique ce que l'on peut faire : placer une aiguille sur le membre, faire une anesthésie locale et injecter une petite dose d'alcool qui détruira le névrome...

L'alcoolisation est effectuée. Quelques secondes plus tard, la douleur a disparu. Je veux toucher l'endroit soigné, Theng tente d'éviter le contact, il n'est visiblement pas convaincu. Je le rassure, je pose ma main sur la zone tout à l'heure douloureuse... Theng n'en croit pas ses sens. Cette région est endormie, cartonnée, dure comme du bois. Il pose ses doigts avec une grande précaution, puis de façon saccadée, comme s'il rythmait un morceau de musique. Il salue mains jointes en se courbant en avant.

– *Ökone tchroen, ökone tchroen,* merci beaucoup, merci beaucoup.

Il éclate de rire, met en place sa prothèse, se lève et sort. Dès l'ouverture de la porte, un silence imposant l'accompagne, la stupéfaction se lit sur les visages, puis des éclats de rire, des tapes sur l'épaule. Theng marche !

La nuit tombe, nous rentrons à la « House » en cyclopousse en descendant le boulevard Monivong, avec à droite la gare et de l'autre côté le marché central, avant de tourner sur le boulevard Sihanouk vers le monument de l'Indépendance. Aujourd'hui, la circulation est incroyable, et j'ai du mal à imaginer cette ville sous les Khmer rouges, débarrassée de son activité, de son grouillement. Des centaines de cyclo-pousses et de motos s'entrecroisent dans un désordre impressionnant, se doublent, se frôlent, traversent, coupent à droite, à gauche, passent en sens inverse. Quand on roule à droite, il est habituel de passer au centre, puis complètement à gauche et de revenir à droite pour tourner à gauche. Les feux rouges n'arrêtent personne, sous le regard imperturbable des policiers.

« Nous n'avons rien, nous voulons apprendre… Il faut nous aider. »

Avec Jacques, nous diversifions au maximum le recrutement de la consultation. À la demande des Khmers, il faut nous occuper des cancéreux douloureux, sans oublier le sida, qui fait des ravages avec son cortège de douleurs physiques et psychologiques.

Il faut monter en puissance, organiser l'arrivée des missions, structurer les interventions, officialiser notre action. Il nous faut être reconnus par les autorités cambodgiennes afin de pouvoir traiter les patients et mieux soulager les souffrances. Accueillant, passionné, homme engagé, Jean-Claude Prandy, responsable de la mission de Médecins du monde, nous propose ses locaux de consultation où sont accueillis les indigents.

Dans le même temps, nous ouvrons la première consultation de la douleur à l'hôpital Preah Kèt Mealea. Pourquoi le choix s'est-il porté sur cet établissement ? Il s'agit d'un hôpital militaire, et il y a encore des affrontements dans le nord. Or, puisqu'il s'agit d'un hôpital militaire, les ONG refusent d'aider ses médecins. Les soldats mutilés ne reçoivent aucune aide étrangère, alors que le pays est complètement assisté, avec un budget de l'État qui repose pour moitié sur la coopération et les dons de la communauté internationale. En fait, les organisations humanitaires ne veulent pas remettre en forme des militaires blessés au combat, de peur qu'ils repartent au front. Les ONG préfèrent soigner des civils. Mais peut-on vraiment assimiler ces paysans de seize à dix-neuf ans à des militaires chevronnés ? Ces conscrits de force, qu'on a alpagués dans leurs champs pour en faire des soldats prêts à repartir au casse-pipe, n'ont-ils pas le droit de vivre eux aussi, de clore la parenthèse de la guerre et de la douleur ? C'est donc là qu'il faut que l'on soit. C'est l'endroit où l'on a le plus besoin de nous.

Les moyens financiers du pays sont dévolus principalement à l'armée, non pas à la santé. L'hôpital Preah Kèt Mealea est parmi les plus pauvres. Son délabrement est catastrophique, l'électricité et l'eau fonctionnent mal, la crasse recouvre les murs, une odeur d'infection règne partout. Tout est sale, tout est gris, tout est à refaire. Mais le personnel médical est dévoué.

Le Dr Samphân Chhay est chirurgien orthopédique, il dirige son service du mieux qu'il peut. Mais il n'a rien. Il gagne vingt-cinq dollars par mois. Pour faire vivre sa famille, il a un deuxième métier l'après-midi. Certains de mes confrères cambodgiens sont ainsi conducteurs de cyclo-pousses, d'autres épiciers ou artisans...

À Preah Kèt Mealea, avec Samphân et Jacques, je fais la visite tous les matins, avant la consultation. Ce circuit consiste, comme dans tous les hôpitaux du monde, à faire le tour des patients hospitalisés, à leur demander comment ils vont, à les examiner quand quelque chose ne va pas, à modifier, à adapter le traitement. Le premier jour, une surprise nous attend : nous entrons dans une première salle de quatre lits, ils sont quinze ! Les lits sont disposés côte à côte, sans draps bien sûr, le tout sous une température extérieure de quarante-deux degrés.

Dans cette salle, Samphân, qui a appris à identifier la douleur, nous désigne deux patients figés, couchés en chien de fusil. Ils sont terriblement maigres, les joues creusées, ils ont un regard brillant de fièvre. Ils ne bougent pas car tout mouvement leur est douleur : ils ont été opérés de fractures il y a quelques jours, et ils ont mal. Dans la deuxième salle se trouvent dix à quinze hommes jeunes. Ce sont les amputés. L'un d'entre eux, Oumg, est marin. En relevant ses filets de pêche, il n'a pas vu la mine flottante, qui lui a enlevé le bras droit, la main gauche, l'œil droit et la moitié droite du visage. Il souffre atrocement lui aussi.

Je m'approche du marin manchot. Quand il me regarde, je sens une étincelle qui jaillit au fond de ses yeux, comme s'il possédait une volonté extraordinaire, quelque chose qui lui dirait au plus profond de lui : « Continue, ne te laisse pas abattre par la douleur, si tu cèdes, ce sera encore davantage l'enfer... »

Il serre les dents. Il veut me prendre la main, mais il se rend compte qu'il n'a plus de main. Une douleur atroce semble brusquement le parcourir des pieds à la tête. L'hôpital est démuni. Ce sentiment d'impuissance est toujours révoltant. Il faudrait si peu, pourtant. Avec Samphân, nous décidons de revenir plus tard, avec des antalgiques puissants.

Dans les salles qui suivent sont regroupés les cancers. Pas un gémissement, pas un bruissement. Une impression curieuse de musée, de monastère, d'église. Est-ce cela, la souffrance ? Nous avons avec nous de la morphine, nous leur en donnons. Le lendemain, changement radical : ils nous accueillent debout près de la porte, en demandant leurs comprimés. Il nous faudra penser à la gestion des médicaments, à leur livraison, à leur contrôle, à leur stockage, à leur distribution, à la formation de ceux qui vont les prescrire. Il faut que l'on suscite une dynamique autour de cet hôpital où les médecins, les infirmières se battent sans rien. Après la visite, Samphân vient me voir et me dit de sa petite voix douce :

– Tu vois, Alain, nous n'avons rien, nous voulons apprendre, il faut nous aider.

À ces médecins courageux, nous allons proposer d'intégrer notre association Douleurs sans frontières et de les rémunérer, pour qu'ils puissent continuer à travailler dans leur service l'après-midi. Après une formation assurée sur place et, pour certains, en France dans des centres de la douleur, ils choisiront de rester dans leur service... et de devenir à leur tour formateur de formateurs. Mais nous apprendrons à connaître les effets pervers de toute aide humanitaire : il ne faut pas trop les payer, car on déstabilise le système. Pourquoi lui et pas le médecin du service d'à côté ?

Mourir de la douleur, cette injustice

On a envie de dénoncer l'injustice, de crier au monde ce qui se passe ici. Ces gens souffrent sans raison, nous avons les moyens de les soulager, nous savons le faire. Mais pas ici. Pourquoi pas ici ? Parce qu'il n'y a rien. Et pourtant les moyens sont simples. Quelles fautes ont-ils commises, ces blessés, en dehors de naître loin de Paris ou de Londres ? Le scandale est sous nos yeux. Ces jeunes Cambodgiens meurent dans l'indifférence et la douleur. Pire encore, la souffrance les fait mourir.

À l'hôpital Preah Kèt Mealea, nous ouvrons en 2003 le premier centre de soins palliatifs du Cambodge. Ce centre de trente-cinq lits, c'est l'affaire d'Om Kantaï et de Philippe Poulain, anesthésiste à Villejuif.

Philippe Poulain n'avait jamais imaginé qu'il se rendrait au Cambodge deux fois par an. Cependant, le don de soi le prédestinait à ce type d'action humanitaire. Son souci de faire bien, son intégrité ont créé sa réputation, et une certaine nonchalance a fait son style. Il est toujours attentif, souvent rigolard, passant parfois des heures sur un dossier, voire des nuits, le peaufinant jusqu'à ce qu'il soit parfait. Il donne sans compter. La réalisation des programmes DSF au Cambodge, c'est lui, avec bien sûr tous ceux qui partent et donnent de leur temps, de leur compétence, de leur savoir-faire.

Le Dr Kantaï, elle, travaille pour DSF depuis six ans. C'est une petite femme avec des yeux rieurs toujours en mouvement, alors que son visage est imprégné de sérieux, ce qui lui donne un air mystérieux. Elle est médecin-colonel, chef du service des maladies infectieuses.

Om Kantaï est le prototype même du « moine soldat », elle a voué sa vie à ses patients. En dehors d'eux il n'y a rien. Elle n'a pas de vie privée, n'est pas mariée, n'a pas d'enfant. Pour faire ses études, elle s'est engagée dans l'armée, car elle n'avait pas de moyens financiers personnels. C'est ainsi qu'elle est devenue médecin militaire. Son quartier général est une salle de taille moyenne découpée en deux parties. La plus grande est occupée par son bureau et une longue table pour les réunions ; l'autre partie, séparée par une mince cloison, c'est sa chambre, un espace réduit encombré d'objets et de vêtements, avec un lit et un lavabo.

Au fil des années, les amputés se sont faits moins nombreux et sont mieux pris en charge. Le cancer et le sida sont devenus les principaux pourvoyeurs de douleurs au Cambodge. Des centaines de milliers de personnes sont porteuses du virus du sida : 60 % des prostituées sont séropositives, 12 % des fonctionnaires de police et près de 2,5 % des femmes mariées. Alors, tout naturellement, nous nous sommes orientés vers ces nouvelles plaies du pays khmer.

La fréquence de survenue de douleurs chroniques rebelles au cours de l'évolution du sida fait de ce symptôme l'un des plus dégradants tant sur le plan physique que psychologique. C'est, entre autres, celui qui altère le plus profondément la qualité de vie des patients.

Saphira qui sourit

Saphira est toute menue, elle n'a que sept ans, elle est l'un des vingt-huit enfants atteints du sida qui sont hospitalisés ici. Ses parents sont morts. Il y a deux mois pour sa mère, quatre mois pour son père. Son frère, qui a trois ans, est séropositif lui aussi. Saphira joue peu, car elle souffre de douleurs musculaires, mais elle garde son frère dans ses bras presque toute la journée. Et elle sourit... elle sourit.

On l'emmène vers son lit, là où je pourrai l'examiner. Elle s'allonge sur ce lit khmer sans matelas. Son frère joue en dessous. À côté, un récipient en métal bleu un peu plus gros qu'un bol, un autre plus petit dans le premier. Voilà tout ce qu'ils possèdent. Elle dénoue son *krama*, le foulard traditionnel. Elle tousse, ne peut plus s'arrêter. Après de longues minutes, la toux cesse, elle est épuisée.

Je pose ma main sur son front pour l'apaiser : elle est brûlante de fièvre, mais ses douleurs sont sa plainte principale. Il n'y a pas de trithérapie, il faut modifier son traitement, lui donner de la morphine.

Quelques heures plus tard, elle s'apaise et s'endort. À côté d'elle est étendue une autre fillette. Elle a douze ans, sa maman est hospitalisée avec elle. La mère se trouve en fin de vie, elle est décharnée, ses yeux sont brillants. Elle me tend la main, je prends la sienne. Elle n'a plus mal depuis qu'elle prend son traitement antidouleur, mais elle est trop faible pour se lever. On m'explique que sa fille n'est pas séropositive, mais qu'elle détient pourtant une carte de séropositif. En fait, la mère étant frappée par le sida, un test de dépistage a été pratiqué chez sa fille, l'enfant s'est révélée séronégative. En regardant la carte attentivement, je constate qu'une barre verticale a été rajoutée au milieu de la barre horizontale, pour transformer le moins en plus ! La mère a transformé sur la carte la séronégativité en séropositivité. Elle est certaine ainsi que sa fille sera acceptée et traitée au centre. La petite n'a pas le sida, c'est vrai, mais elle est tuberculeuse.

Que de travail et d'efforts ! Les jours succèdent aux jours, on a la sensation d'une immensité de souffrance et d'une mer de détresse. Il faut essayer, cependant, de ne pas penser de cette façon, car on s'épuiserait vite. L'action doit toujours se mener de façon conjointe à deux niveaux : organiser les activités de soins et former des formateurs qui en formeront d'autres. Et puis, heureusement, ce qui nous donne la force de continuer, ce sont les patients. Ceux qui sont soulagés de leurs douleurs.

– IV –

LES AMPUTÉS D'ANGOLA

La médecine antidouleur, je vais aussi la pratiquer sous d'autres cieux, notamment en Angola...

Arrivée à Luanda à 6 heures du matin, il fait déjà trente-quatre degrés. Le déphasage est complet, les quarante-quatre degrés de différence avec Paris – où il fait moins dix degrés en ce mois de décembre – y sont sûrement pour quelque chose. Mais c'est le voyage qui reste le plus éprouvant. Il n'y a pas de touristes dans l'avion, pourtant complet. Une atmosphère curieuse se dégage sans que l'on en découvre immédiatement la raison. En fait, il n'y a pas de femmes à bord, en dehors des hôtesses. Le voyage n'est pas très long, sept heures de vol, mais il faut imaginer plus de deux cent cinquante « pétroliers » entre eux, des ouvriers, des techniciens, des ingénieurs travaillant tous sur les plates-formes de forage. Les conditions de sécurité sont telles qu'aussitôt débarqués sur la piste de l'aéroport, des hélicoptères les attendent pour les conduire en mer. Ils vivent alors deux mois sur ces plates-formes, sans alcool, sans tabac, sans femme. Les sept heures de vol sont leurs derniers instants de liberté...

Après l'atterrissage, ça grouille, c'est l'Afrique ! Formalités douanières, tentatives d'extorsion, une heure de discussion, c'est la coutume. Le tout-terrain humanitaire est là, accueil chaleureux, comme d'ailleurs pour chaque mission lointaine.

Je suis accompagné de Bernard, l'homme du management de DSF, celui qui sait gérer les hommes et les chiffres. Nous sortons de l'aéroport, valises à la main, ne sachant rien de la ville où nous avons atterri, ne connaissant personne. Dès la sortie, une meute nous saute dessus. Il faut jouer des coudes, trouver une voiture, ce qui est très facile, et dire :

– Chez MSF-France.

Depuis Paris, Médecins sans frontières nous a promis une aide précieuse en Angola, avec hébergement dans une maison sur Ilha, une bande de terre qui part de la Marginale et longe tout le bord de mer, la « Croisette » de Luanda en quelque sorte.

Nous arrivons dans la maison promise, qui est agréable et proche de la plage. Dès notre arrivée, nous nous rendons compte que, si le siège parisien nous a assurés de son soutien, l'antenne de Luanda se montre plus réservée. Nous apparaissons comme des gêneurs. Il va falloir nous débrouiller tout seuls. Nous aurons l'explication de cette attitude bien plus tard : nous avons été imposés à Didier, alors responsable MSF à Luanda, il n'a pas été consulté et vit plutôt mal cette initiative parisienne.

À Luanda errent des milliers d'éclopés, victimes des mines antipersonnel. On parle ici d'une mine par habitant, onze millions de mines disséminées dans tout le pays, et ces engins continuent de faire des ravages. Les amputés sont partout. On les rencontre aux carrefours, dans les marchés, dans les rues. Chaque famille compte en son sein ou dans son entourage au moins un homme ou une femme avec un membre en moins.

Les ateliers de Newes Bendihna du Comité international de la Croix-Rouge constituent notre premier contact. Nous nous présentons au responsable du programme orthopédie pour l'Angola. Ces ateliers, qui fabriquent des prothèses, sont bien entretenus, parfaitement organisés, et gérés avec une grande efficacité. Nous espérons faire du bon travail. Les amputés sont étonnamment silencieux : l'ambiance est calme, ici œuvrent de véritables professionnels. Tout cela est régi par le CICR, qui a son siège à Genève. Ah, la rigueur helvétique...

Soigner dans la clandestinité

Je découvre un pays en état d'apocalypse. La guerre civile, qui fait rage depuis 1975, continue alors de le déchirer, et ne s'achèvera qu'en 2002. Trois mouvements se combattent pour dominer l'Angola : le FNLA, Front national de libération de l'Angola, le MPLA, Mouvement populaire de libération de l'Angola et l'Unita, Union nationale pour l'indépendance totale de l'Angola.

Les voies de communication sont peu sûres et ne peuvent généralement être utilisées qu'en convoi. Dans les villes aussi, la sécurité est un problème majeur. À Luanda, les bruits les plus fous circulent : des troupes rebelles de l'Unita seraient entrées dans la ville, des combattants en civil attendraient les ordres pour passer à l'attaque. Même si cela est faux, certains s'en servent pour commettre vols, attaques et pillages.

Le niveau de vie est très bas, à l'exception d'une infime partie de la population, et la malnutrition, notamment infantile, sévit partout. Certaines villes de l'intérieur du pays sont largement détruites et l'activité commerciale ou industrielle y est quasi inexistante. Les campagnes, souvent fortement minées, ne sont pas cultivées et l'on n'y rencontre pour ainsi dire aucun troupeau. Même la faune sauvage a totalement disparu, détruite ou chassée vers d'autres pays.

Notre vocation d'ONG purement humanitaire nous impose l'obligation de nous pencher sur tous les patients douloureux, quelles que soient leur implantation géographique ou leurs convictions politiques. Il est donc indispensable que les missions de soins soient organisées dès le départ dans les deux secteurs du pays, l'officiel et le rebelle. Le rôle de notre mission consiste à étudier la faisabilité de pareil défi et à en organiser les conséquences pratiques. Quitte à franchir des frontières en toute illégalité, quitte à devenir des clandestins. Soigner la douleur est à ce prix.

Bernard et moi prenons des contacts avec le ministre de la Santé angolais, le Dr Martinho Sanches Epalanga. Nous l'informons de notre projet et commençons les démarches visant à obtenir l'inscription de DSF sur la liste officielle des ONG ayant une activité reconnue en Angola. Cette inscription n'est pas simplement symbolique : elle permet d'obtenir des visas sans passer par le processus, souvent compliqué, des invitations, elle autorise la délivrance de visas de travail. Bref, elle facilite l'organisation.

Nous rencontrons aussi les représentants de la santé des forces rebelles de l'Unita : le Dr Ruben Sicato, responsable principal, et le Dr Lisette Pena, coordinateur des affaires humanitaires du parti. Ensemble, ils expriment leur accord pour que DSF puisse exercer son activité dans les secteurs qu'ils contrôlent. D'emblée, ils nous demandent d'intervenir dans les centres d'appareillage de prothèses pour amputés de Bailundo, de Bango et de Chilomé, en coopération avec l'atelier de prothèses que Handicap International est en train d'implanter à Bailundo.

Sicato nous demande également de prendre en charge l'ensemble des douleurs et des souffrances liées aux traumatismes de la guerre. Nous sollicitons les autorisations pour passer dans les territoires des troupes insurgées. Sicato accepte et nous en définissons la procédure.

La première journée est bien remplie, et les autres seront identiques. Là aussi, comme dans les autres pays, il nous faut officialiser notre présence. Cela mettra quatre ans ! Durant quatre années, nous travaillerons en toute illégalité. Illégalité relative, puisqu'il faut obtenir les autorisations des ministères de la Santé, de la Justice, des Affaires étrangères et de l'Intérieur. Mais pendant ce temps, les équipes DSF se rendent dans les camps de réfugiés, dans les centres d'appareillage, franchissent d'improbables no man's land parfois tenus par les Nations unies, parfois désertés et abandonnés.

Nous devons bientôt reprendre nos contacts avec l'Unita et nous nous rendons à la commission conjointe. Le gouverneur Isaias Samakuva nous reçoit. Il n'est pas seul : deux gardes du corps, en civil et armés, assistent à l'entretien. Nous définissons en cinq points notre action dans le fief de Jonas Savimbi, chef de l'Unita.

1) Prise en charge des douleurs des amputés, mais sans exclusive sur cette pathologie unique.

2) Organisation d'une consultation dans les locaux de l'hôpital provincial.

3) Formation de formateurs (entre cinq et dix).

4) Première mission pour sensibiliser et informer tout en commençant la mise en place de la consultation et les traitements.

5) Prise en charge des douleurs des camps de Bongo et de Chylomé.

Jovial, le gouverneur Samakuva est d'accord avec tout ce que nous demandons : nous pouvons passer dans les zones rebelles. À nous de trouver une solution en ce qui concerne les problèmes de traduction.

Huambo : la ville martyre

On parle de trente mille morts. On est vite dans l'ambiance. L'avion du Comité international de la Croix-Rouge amorce sa descente, on survole un champ de bataille de chars, détruits par dizaines et dizaines, abandonnés, un paysage de désolation qui témoigne de la violence des combats.

– Cela a dû être terrible, souffle Bernard, interloqué par ce spectacle de désolation.

Au milieu des carcasses de chars dans une savane brûlée par le soleil, parfois un avion cloué au sol. Quelle barbarie ! Et comme toujours, ce sont les civils qui ont fait les frais de cette cruauté.

Au centre désert de cette ville en ruines, nous rejoignons une des seules bâtisses encore debout, elle va nous servir de base. Tout à coup des tirs éclatent, venant de la maison d'en face.

Les balles s'écrasent sur les murs extérieurs. Nous nous précipitons vers la cuisine puis vers une petite pièce située à l'arrière de la maison. Les tirs durent une bonne demi-heure. Il n'y a pas d'erreur, c'est nous que l'on vise. Sûrement un message... Après une ou deux heures de silence, nous nous approchons de l'entrée principale. Je ne m'étais pas rendu compte que toutes les vitres de cette maison étaient balafrées de grandes découpes en X de scotch gris d'emballage. Je me rappelle avoir vu des vitres ainsi protégées dans *La Bataille d'Angleterre*, scotchées pour éviter les éclats.

Nous essayons tant bien que mal de dormir. Le lendemain, dans la matinée, les tirs reprennent et nous restons coincés. On ne sait pas quand les salves vont s'arrêter. Dans deux heures, dans deux jours ? En attendant, impossible de sortir. On attend une visite, mais personne ne vient. On fouille la maison à la recherche d'un téléphone... on peut toujours rêver. Dans une petite chambre, au fond de la maison, nous trouvons pourtant un émetteur radio. Mais ni Bernard ni moi ne savons faire marcher ce type d'appareil ! On essaye, en vain. Dans les tiroirs du bureau, il y a peut-être une documentation... Rien. On retourne dans le salon. Et là, affalés sur des fauteuils hors d'âge, nous sommes pris d'une crise de fou rire mémorable. Comment en sommes-nous arrivés là ? Tout cela pour notre association. Nous sommes samedi... nous pourrions être tranquillement chez nous. Bernard à Cholet, en train de tondre sa pelouse. Moi à Paris, dans la file d'attente d'un cinéma. Mais non, nous voilà tapis comme des rats à Huambo, ville martyre d'Angola, dans une maison que nous ne connaissons pas, avec des hommes armés surgis de n'importe où et qui nous mitraillent. Et tout cela pour faire de l'humanitaire antidouleur !

Le temps passe, la pluie de balles cesse. Dans l'après-midi, des soldats de l'Onu reviennent et nous partons avec eux. Enfin, nous découvrons Huambo.

Huambo, l'ancienne Nova Lisboa des Portugais, posée sur les hauts plateaux du centre de l'Angola, la ville dont Jonas Savimbi avait fait sa capitale dans les années quatre-vingt. Une ville désormais détruite. Une ville fantôme.

Quasiment aucune bâtisse n'a été épargnée, les anciennes

demeures coloniales de couleur rose dans le centre sont éventrées, des traces de balles sur les murs, des trous énormes dans les façades, résultats des tirs d'obus et de mortiers. Curieusement, la maison du gouverneur est la seule à être restée intacte. L'ambiance est irréelle, les rues désertes sont creusées de cratères, encombrées de carcasses de voitures qui ont flambé ou sauté ; les poteaux électriques, devenus des dentelles de métal, sont criblés de balles. Il n'y a plus d'électricité, plus d'eau courante.

Bernard et moi poursuivons, hébétés, la visite. Je sais très bien que les Angolais que je vais soigner, ceux que je vais tenter de soulager, ont en plus de leur douleur une grande souffrance chevillée au corps et à l'âme : la destruction de leur ville, l'anéantissement de leur pays, pourtant si riche.

Bomba Alta, le centre d'orthopédie de Huambo, ouvert en 1996, se trouve à la sortie de la ville : cinquante-quatre lits et une centaine d'amputés appareillés chaque mois. Le centre est composé principalement d'une unité de fabrication de composants de prothèses et d'un atelier où travaillent vingt et un techniciens locaux spécialisés dans les montages des prothèses en polypropylène. Dans une autre salle se déroule la physiothérapie avec huit rééducateurs. Les patients, pris en charge par une infirmière, sont hospitalisés le temps de la fabrication de la prothèse.

Nous collaborons avec l'équipe des trois orthopédistes du CICR. Les douleurs seront dépistées de façon systématique et traitées, car 30 % des amputés présentent des douleurs qui empêchent la mise en place de la prothèse. Ceux-là, après les soins, pourront être appareillés, et ils marcheront. Les cas les plus difficiles sont identifiés et notés sur un petit carnet. Ils se verront convoqués quand une équipe DSF viendra sur place. Un centre d'hébergement supplémentaire est prévu. Actuellement, une partie des patients est accueillie hors du centre et y est transportée chaque jour.

Nous, les expatriés de Douleurs sans frontières, ne verrons pendant la durée de notre mission que les cas rebelles aux thérapeutiques habituelles. La formation se fait au lit du malade. J'en apprends ainsi tous les jours sur les douleurs des survivants de la guerre, sur le mode de vie des rescapés de conflits, sur l'espoir aussi, qui relève toujours la tête. Les physiothérapeutes angolais sont avides de connaissance. Ils nous demandent des documents écrits, des livres, des protocoles, des recommandations. Nous leur en ferons parvenir.

*
* *

Bernard n'a pas seulement participé à cette mission en Angola. Ses talents de management ont dopé DSF, dans le plus grand respect de l'éthique, de la rigueur, de l'intérêt général. Il voulait écrire un livre de poésie philosophique, tel était son vœu le plus cher. Il lisait les grands philosophes. Combien de fois, le soir, en Afrique ou en Asie, nous a-t-il lu le passage d'un grand auteur qui lui semblait intéressant, qu'il expliquait, et tout paraissait si simple... Il avait un cancer, il le savait, mais n'en parlait pas. Ce n'était pas pour ça qu'il était entré dans l'humanitaire.

Lui, le gestionnaire, il nous reprenait quand, à Paris ou à Lille, un samedi ou un dimanche de travail, nous empruntions des chemins de productivité. Alors il redressait la barre, refixait le cap humanitaire, et finalement, il n'avait pas trop de mal. Nous prenions conscience de notre outrance, et un sentiment de honte nous envahissait.

Bernard nous a fait passer du stade artisanal à celui d'une ONG qui n'a pas changé d'un iota ses convictions et dans laquelle travaillent cent trente-cinq personnes à plein temps. Ensemble, nous sommes allés une dizaine de fois à Bruxelles, au siège de l'Union européenne, et à Genève, dans les bureaux de l'Organisation mondiale de la santé, ailleurs encore, toujours pour trouver des financements et convaincre des bailleurs de fonds.

Bernard, lui, savait faire.

Il nous préservait. Il nous préserve.

Tu nous as quittés, mon frère.

Jacques, l'Arménien de Paris qui n'a jamais vu l'Arménie, a repris le flambeau et propulsé Douleurs sans frontières dans la cour des grandes ONG.

Ruben le rebelle, Ruben le ministre

Lors d'une autre mission en Angola, avec Jacques Meynadier, chef du service anesthésie au centre anticancéreux de Lille, nous retrouvons Ruben Sicato, ministre de la Santé de l'Unita, personnage important de la rébellion, et qui deviendra un ami. Une rencontre capitale pour notre mission sur la douleur en général et les souffrances du peuple angolais. Nous apprenons alors l'incroyable : il existe bien des camps de regroupement pour les blessés de guerre et les handicapés. Une information jamais confirmée jusqu'à présent.

– Les principaux camps de la zone Unita, dit Ruben, se trouvent au nord, avec Cangola près de Négage (cent à trois cents amputés) et Bonga près de Baïlundo (trois cents amputés), dans le sud-est avec Biongue et Jamba (deux mille amputés). Le plus important, Kavaléka, est situé près de Mavinga (trois à cinq mille amputés).

Je suis étonné par tant de franchise, car les propagandistes de l'Unita n'ont pas forcement intérêt à ce que le monde connaisse l'existence de ces camps. Je comprends d'instinct que c'est là où nous devons nous rendre, pour soigner, pour soulager les souffrances de ceux qui n'intéressent plus personne, qui ne sont visités par aucun médecin.

Ruben précise :

– Lorsqu'il y a cinq mille amputés, cela veut dire que sont réparties sur plusieurs kilomètres carrés vingt à trente-cinq mille personnes, car les femmes et les enfants ont été déplacés avec les blessés.

Kavaléka, Mavinga, Biongue, Jamba et Bonga : des noms inconnus pour nous, et qui pourtant nous seront bientôt familiers. Le Dr Sicato nous explique que ces camps ne figurent sur aucune carte. Ces villages, ces villes n'existent pas officiellement. Je comprends la gêne, l'ennui de ceux à qui nous posons les questions :

– Mais alors, où sont-ils exactement ?

Jacques déchire un bout de feuille de papier et le tend à Ruben, qui dessine aussitôt la province du Cuando-Cubango, au sud-est du pays. Nous restons muets, de peur qu'il ne se reprenne, qu'il ne s'interrompe. Ce sont des moments historiques. Il dessine les rivières, les frontières, il place les camps et met les noms dessus. Puis il nous tend le bout de papier, comme un incroyable cadeau... Nous avons en main la carte qui indique où sont parqués – c'est le mot – près de cent cinquante mille êtres humains, qui officiellement n'existent plus ! Depuis, nous gardons ce document comme une relique. Personne dans le monde de la presse ne connaît alors l'existence de ces camps.

Les camps qui n'existent pas

C'est parti pour une première mission dans les camps. Jacques a bouclé son sac volumineux, moi aussi. Enfin, nous allons être sur le terrain. Les patients commencent à nous manquer. C'est une impression qui n'est pas habituelle, mais curieuse, ce besoin de voir, de traiter les malades. Plusieurs fois, j'ai eu cette sensation de « manque ». Sans doute parce que nous sentons que les blessés ont grandement besoin de nous, car ils ne sont pas si nombreux, ceux qui portent secours aux éclopés de la souffrance, aux victimes de grandes douleurs.

Je découvre bien vite le bout du monde. Kavaléka est une bourgade située à mille trois cents mètres d'altitude, non signalée sur les cartes angolaises, localisée dans la province de Cuando-Cubango, à deux heures et demie d'avion de Luanda. Un village relié à l'aéroport de Mavinga par une piste de soixante-dix kilomètres, c'est-à-dire trois heures de route. Quand tout va bien. C'est une zone d'habitation dans des collines de sable surplombant une rivière. Le patelin se compose d'un ensemble de cases construites en bois et en paille disposées de façon harmonieuse, sans véritable centre. La population est estimée à environ trente mille personnes, dont peut-être cinq mille handicapés...

Le lendemain de notre arrivée, nous commençons les consultations. Les autorités locales nous ont réservé une case au cœur de la zone de vie. Antonio Cabral, l'administrateur de Kavaléka, et ses adjoints ont un grand sens du protocole et de la hiérarchie. Ils nous révèlent que nous sommes très attendus : la radio rebelle de l'Unita a annoncé notre venue. Dès le petit matin, une file de plusieurs dizaines d'hommes, femmes et enfants est alignée devant la tente qui nous sert de cabinet de consultation. La communication a bien circulé, ça c'est un des secrets de l'Unita : l'organisation.

Après réflexion, je me demande si l'information est réellement bien passée. En principe, nous sommes supposés ne prendre en charge que la souffrance et la douleur liées aux traumatismes de guerre. Et nous allons en voir, de la souffrance et de la douleur, mais dans tous les domaines. Des brûlés au napalm, des blessés par balles, des amputés, mais aussi des hommes ou des femmes qui n'ont aucun traumatisme de guerre, qui souffrent d'abcès dentaires, de zonas, de névralgies faciales, de lombalgies, de migraines. Comme chez nous ! Pourquoi en serait-il autrement ? Toutes ces douleurs qui ne mettent pas en jeu l'espérance de vie du patient, mais qui gâchent l'existence au plus haut point, existent ici aussi. Les patients nous supplient, ils n'en veulent plus de cette douleur. Pourquoi eux ? Ils sont déjà tellement malheureux, leur mal est un facteur d'exclusion supplémentaire, alors qu'ils n'en ont vraiment pas besoin.

Où est notre médecine occidentale ? Où sont nos IRM et nos scanners ? Ici, il n'y a rien. Que des hommes, des femmes, des enfants qui souffrent. Nous allons consulter sans interruption jusqu'à tard dans la soirée. Comment faire autrement ?

Miguel a une douleur dans le dos. Elle est survenue brutalement lors d'une bataille à côté de son village et a persisté depuis. Il ne sait pas quand c'est arrivé, il était en embuscade, il tremblait de peur. Il se souvient avoir reçu comme un coup, mais plus fort que beaucoup d'autres. Plus tard, il s'est aperçu que son dos lui faisait très mal. C'est une notion classique. De l'amiral Nelson, qui, à Santa Cruz de Tenerife, a eu un bras emporté par un boulet, jusqu'aux guerres récentes, combien de blessés par balles n'ont-ils pas ressenti la douleur et l'impact au moment du traumatisme, mais bien plus tard seulement ?

Miguel se retourne. Il a une grosseur en dessous de l'omoplate. La palpation ne fait aucun doute, c'est une balle. Il a eu de la chance, elle est coincée sous la peau, mais depuis il ne peut pas dormir sur le dos. On l'incise. On retire la balle de fusil M16. Il n'a plus mal.

Joachim n'a qu'une idée approximative de son âge. Il nous raconte comment il était en train de travailler dans son champ lorsqu'il a entendu le vrombissement d'un avion et une explosion. Une chaleur intense lui a traversé le dos, il s'est écroulé. Il ne se souvient de rien, en dehors d'un souffle très chaud. On l'a transporté dans sa case. Il s'est réveillé.

Son dos le fait souffrir atrocement. Il a mal. Très mal. Il est brûlé au troisième degré. Le troisième degré, il n'en a que faire, il ne sait pas ce que c'est... Mais la douleur, oui, il sait, il la vit dans sa chair, et ce depuis ce vrombissement d'un avion qu'il n'a jamais vu.

Paola, on lui donnerait trente-cinq ans, elle en a quinze de moins. En plus du paludisme, elle est migraineuse. Deux fois par semaine, elle doit rester dans sa case presque toute la journée. Elle se couche, vomit, ne supporte plus cette douleur qui tape comme le pouls dans son crâne, à droite. La lumière la gêne, et le bruit augmente sa souffrance. Elle se montre irascible avec ses enfants, son mari la traite de fainéante et la bat pour faire sortir le mauvais esprit... Car il la croit envoûtée.

À peu près trois quarts d'heure avant que la douleur reprenne et la harcèle, elle a des « hallucinations ». Tout du moins, c'est ce qu'estime son entourage, car elle a eu le tort d'en parler, et depuis on la prend pour « quelqu'un qui ne va pas très bien dans sa tête ».

– Elle est bizarre, elle est un peu folle, me dit sa mère qui l'accompagne.

Paola décrit une impression de points scintillants qui apparaissent devant ses yeux et qui l'éblouissent, puis après ça tape dans son crâne et quelquefois elle cherche ses mots, prend un nom pour un autre, bute sur une expression. L'interprète me dit qu'après les visions cessent et que « son cœur est dans sa tête ». En fait, elle présente les signes classiques d'une céphalée migraineuse avec aura. Déjà en France, ce n'est pas toujours facilement admis par la famille et les collègues de travail, alors imaginez au fin fond de l'Angola ! Les migraines ne sont pas l'apanage des sociétés évoluées.

Les autres attendent en silence, une file interminable s'étire loin de la case où Jacques et moi consultons. Le soleil chauffe. Je ne peux pas prendre plus de trente minutes par patient, et encore... L'interprète, Bellarmino, parle vite et comprend tout, heureusement. Je ne lui aurais jamais donné vingt ans, mais il est déjà père d'une famille de cinq enfants. Il parle un français impeccable, et pourtant il n'est jamais venu en France, n'a jamais quitté le Cuando-Cubango, à la naissance du désert du Kalahari. Notre langue, il l'a apprise dans un vieux dictionnaire, tout seul, sans aide. Il n'a d'ailleurs que ce livre en français et n'a jamais suivi de cours. Où les aurait-ils pris ?

Bellarmino n'est pas uniquement avec nous pour la traduction, nous apprendrons qu'il est aussi un des cadres de l'Unita... Incroyable personnage, fait de ténacité et de foi en la connaissance. Comme il me donne de l'espoir, même si je ne souhaite pas m'engager ni partager ses idées de rebelle afin de rester le plus neutre possible, si tant est que cela soit possible ! Car faire de l'humanitaire est déjà un engagement, le plus beau des engagements à mes yeux. Au cours d'une prochaine mission, nous lui apporterons un dictionnaire, un gros, un récent, et plusieurs romans, des classiques et des autres. Il en pleurera de joie...

Callas dans la nuit

La nuit tombe. Cette première journée a été bien remplie, il est temps de dormir. Au plus loin que le regard porte, il n'y a que la brousse. Le silence est imposant. Nous sommes vraiment loin du monde. Une fois le soleil couché, dans tous les camps de réfugiés de la Terre, quel que soit l'endroit, il n'y a rien à faire. En dépit de la gravité de l'instant ou de l'urgence, on vit systématiquement ces espaces de temps vides.

Luis est portugais, il est ici en mission d'évaluation pour les Nations unies. C'est un amateur éclairé d'opéra, aussi a-t-il apporté avec lui des CD. Le générateur fonctionne. Il charge dans le lecteur un disque, *La Tosca* de Puccini. Alors la voix de Maria Callas résonne dans le silence. L'instant est surréaliste. Moments d'éternité où l'on se dit, malgré les déboires, le danger, l'inquiétude, que la vie a un sens, celui d'aider autrui, de lui porter secours.

Je pense à Douleurs sans frontières. Je sens qu'on peut soulever des montagnes, non seulement pour soigner mais pour faire prendre conscience de la nécessité de soulager la douleur. Par les services de santé locaux, quand ils existent, mais aussi et surtout par les pays riches. Je m'aperçois aussi qu'il s'agit d'un travail titanesque, que tout reste à défricher, et que sur place les obstacles sont nombreux.

Ces minutes resteront gravées à jamais dans ma mémoire. Nous écoutons religieusement la musique. Luis augmente le son. La nuit est tombée sur Kavaléka, la musique prend le silence et passe au-dessus des collines. Les Angolais sortent des cases et viennent s'asseoir près de nous. L'instant est magique et fabuleux. Je le garde dans mes souvenirs comme un des instants forts de ma vie et de l'histoire de la lutte contre la douleur.

– V –

LA DOULEUR DES GRANDS BRÛLÉS

Notre mission antidouleur en Angola se met en place avec méthode, en tenant compte de tous les paramètres. Nous n'espérons qu'une chose, c'est que ce genre d'opération inspire d'autres humanitaires et fasse tache d'huile, en Afrique et ailleurs dans le monde.

Avant de quitter l'Angola, nous nous arrêtons à l'hôpital Dos Queimados de Neves Bendinha, qui se trouve sur notre route. C'est un centre pour les grands brûlés. Il comprend cinquante-huit lits d'hospitalisation complète et accueille cent patients par mois, dont la moitié a moins de dix ans.

Les causes des brûlures sont principalement d'origine accidentelle, mais dues parfois à la violence urbaine ou domestique. Les agents identifiés sont les bouteilles de gaz, le pétrole, l'essence, l'eau bouillante, l'huile chaude et l'électricité... Voilà tout au moins les données officielles.

De quoi s'agit-il en réalité ? Bien souvent, les brûlures sont les conséquences du « supplice du collier », le pneu enflammé autour du corps ! Ici, quand on veut se venger d'un affront, quand on veut régler un problème d'adultère ou un conflit avec un voisin, on attrape l'adversaire, on glisse autour de sa taille un pneu de voiture arrosé d'essence, et on y met le feu.

Mais il y a aussi les véritables accidents domestiques. Dans les bidonvilles du côté du marché de Roque Santeiro, dans les faubourgs de Luanda, là où ni la police ni l'armée ne s'aventure, là où il n'y a pas d'électricité, là où on s'éclaire avec des lampes à pétrole ou à gaz. Les enfants jouent, courent, se bousculent, renversent la lampe et s'enflamment...

C'est incroyable, je réalise en découvrant les chiffres que la mortalité des patients s'élève à... 40 % ! Quarante hospitalisés sur cent vont mourir ! Cette mortalité, excessivement importante, s'explique par l'absence de prise en charge de la douleur. Elle intéresse la tranche d'âge la plus basse, celle du petit enfant. Nous sommes là dans l'exemple typique de la douleur qui peut être mortelle. Raison de plus pour implanter davantage notre ONG en Angola.

L'horreur des pansements changés

Paolito a dix ans, il voulait devenir chauffeur de poids lourd. Son père a eu un différend avec la famille de son ex-femme. On ne sait pourquoi son fils a été agressé, l'enfant a été arrosé d'essence, une allumette a été craquée, et il a brûlé. Il n'est responsable de rien, sauf d'être né.

Il est là, étendu sur son lit, dans cette salle de trente enfants qui, comme lui, souffrent de brûlures graves. Paolito ne bouge pas, car le moindre mouvement lui fait mal. Au début il se plaignait, il pleurait, il criait, mais la douleur ne cessait pas. À chaque changement de pansement, c'était l'horreur, il fallait le tenir, l'immobiliser. À la fin, il s'endormait épuisé. Miguel, le médecin, et les infirmières ont diminué progressivement la fréquence de changement des pansements. L'enfant hurlait moins, mais s'infectait. Puis il a arrêté de se plaindre. Il est devenu fiévreux. Maintenant, il dort toute la journée. Quand je l'examine, il ne bouge plus, son regard est perdu dans le vide, il ne s'accroche plus à l'existence. Paolito est en train de mourir. On ne peut plus rien faire.

Quand on entre dans cette salle, il y a des relents d'infection tellement caractéristiques que l'on pourrait presque reconnaître le germe à l'odeur. Ce qui se déroule là est scandaleux. Ces enfants sont en train de crever ! Leurs regards innocents et fiévreux restent fixés sur les murs ou le plafond. Ils sont indifférents à l'entourage, au quotidien, bref à la vie.

Il faut tenter quelque chose.

Révoltés par l'absurde et remplis de colère, nous provoquons une réunion avec l'équipe médicale. Ce moment est pénible, ils ne sont pas à l'aise, ils savent qu'ils font mal. Comment leur en vouloir ?

– Nous n'avons pas de médicaments antidouleur, nous confirment-ils, alors on sait, ce n'est pas bien, mais on a espacé les pansements. Entendre hurler les enfants, c'est insupportable. Et puis, de toute façon, ils vont mourir, alors pourquoi les faire souffrir inutilement ?

Je veux comprendre. Je leur demande de nous détailler un soin, l'arrivée en salle, les pansements... Et ils nous décrivent le petit enfant qui comprend que son tour est arrivé... il va falloir changer son pansement. Les autres regardent, attentifs et rassurés, car ce n'est pas à eux que l'on s'en prend, cette fois-ci. L'infirmier s'avance, le regard de l'enfant change, il comprend tout, il sait que, dans quelques instants, il va souffrir atrocement. Comment lui faire comprendre que c'est pour son bien ? Alors, on espace ce supplice... et les enfants meurent. Finalement, le personnel, lassé et fatigué, réduit le nombre de consultations. L'absentéisme est important. Ceux qui sont là ne restent que quelques heures. Dans ces conditions, pourquoi ranger les compresses, pourquoi nettoyer le sol et les murs ? Les locaux sont récents, mais sales. L'odeur, encore elle, est infecte.

Nous n'avons pas à culpabiliser le personnel soignant, mais nous essayons d'examiner les raisons de son attitude. Il faut inverser cette spirale. La décision est prise d'intervenir. Le principe est simple : donner des médicaments antidouleur qui permettront de changer les pansements et de réaliser des greffes de peau. Ces pansements remplacés régulièrement, les infections vont diminuer, les cicatrisations s'accélérer. Bientôt, la mortalité tombe à quelques cas isolés, la plupart des enfants hospitalisés sont sauvés.

Objectif : diminution rapide de la mortalité

Dans ce domaine, celui de la souffrance des brûlés, nous voulons innover. Avec mes compères de Douleurs sans frontières, dont Jacques Meynadier, nous tentons bientôt une nouvelle mission en Angola. L'équipe est formidable, très dévouée, tout entière consacrée au soulagement de la souffrance des autres, dans l'immédiat mais aussi à long terme en tenant compte de nos constatations.

Yolande est une jeune grand-mère heureuse, infirmière des urgences à l'hôpital du Havre. Elle a tout vu, tout vécu, et elle sait ce qu'elle ne sait pas. La sérénité est chez elle une seconde nature. Dans une ambiance tendue, la sûreté de ses gestes et sa voie calme dédramatisent toute situation explosive.

Joëlle aussi est infirmière, mariée à un médecin de l'Eure. Elle connaît toutes les situations que l'on peut rencontrer dans un dispensaire de brousse. Elle a expérimenté les soins sous la tente, avec peu d'eau et un évident manque de confort. Avant de partir, Yolande et Joëlle ont suivi un stage à l'hôpital militaire Percy, à Paris, spécialisé dans la prise en charge des grands brûlés.

Michel, lui, travaille de nuit dans un hôpital de la banlieue de Paris. Il est toujours prêt et ne ménage pas son temps, comme les autres d'ailleurs. Quand il faut préparer une mission, il ne compte pas les week-ends perdus, animé par la flamme de l'humanitaire, sa vocation.

Anesthésiste à l'hôpital de Senlis, Jean-Marie est parti en mission une petite dizaine de fois, dans les centres d'appareillage, dans les camps de réfugiés. Sa barbe noire en impose aux Angolais.

Nous marchons tous les quatre dans la rue da Liberdade à Luanda, pendant un bon moment, tout en parlant du but de notre nouvelle mission. Il fait chaud, les voitures passent en klaxonnant, les marchands des rues nous hèlent. Nous tournons à droite dans la rue Agostinho Neto, qui porte le nom du premier président de la République populaire d'Angola.

Au bar du Tropical, nous nous réunissons pour établir un programme réaliste. Claudie Dousset, pédiatre des hôpitaux de Marseille, responsable des actions DSF en Angola, est avec nous. Ce petit bout de femme, plusieurs fois grand-mère, est un monstre d'énergie, de volonté, d'efficacité. Elle a, au fil des années, monté en puissance les programmes de DSF. C'est elle qui a eu l'idée de l'hôpital-dispensaire itinérant, qui se déplace sur quatre axes au nord de l'Angola. Elle est en charge de quatre-vingt-cinq villages et de plus de quatre-vingt-cinq mille personnes.

Avec elle, nous allons plancher six heures durant. Il nous faut définir les bénéficiaires et les groupes cibles. Les bénéficiaires directs sont les brûlés, les médecins et les personnels de santé de l'hôpital de Neves Bendinha. Les groupes cibles sont, obligatoirement, l'ensemble des patients présentant des brûlures plus ou moins graves, et en particulier les enfants, nos premiers patients. Ils se trouvent dans des situations de douleur physique et de souffrance importantes et présentent souvent des troubles physiologiques et psychologiques secondaires à ces situations.

Nous allons définir plusieurs actions, qui devront être évaluées par des indicateurs précis :

– Prévention et contrôle des complications (infections, malnutritions, désordres hydro-électrolythiques, répercussions psychologiques).

– Facilitation des soins, avec diminution des douleurs provoquées par les pansements ou les bains.

– Amélioration de l'alimentation par augmentation de l'apport calorique, avec pour conséquence une diminution du risque infectieux.

– Mobilisation précoce afin d'éviter les cicatrices rétractiles, les ankyloses et les raideurs articulaires.

L'amélioration de la qualité de prise en charge des douleurs doit entraîner une diminution significative de la mortalité.

Pour les médecins et les personnels infirmiers, Jacques et Jean-Marie proposent un enseignement théorique et une formation pratique, associant des cours, des mises en situation, des études de cas et un enseignement clinique, c'est-à-dire « au lit du patient ». Par la suite, les personnels formés devront transmettre à leurs collègues les connaissances acquises.

Une action, beaucoup plus large, englobant la sensibilisation des personnels de santé au diagnostic et à la prise en charge des problèmes de souffrance, s'adressera à l'ensemble des soignants de l'hôpital.

Grâce aux formations adaptées et suivies, au matériel pédagogique fourni à l'hôpital de Neves Bendinha, le personnel médical et paramédical aura les moyens de mener à bien la prise en charge de la douleur des brûlés. Des recommandations de prise en charge, spécifiquement adaptées aux moyens du pays, seront rédigées à l'attention du personnel local et mises en pratique.

DSF continuera à jouer un rôle de conseiller technique auprès des structures et institutions existantes et des autres établissements angolais de santé : polycliniques, dispensaires et hôpitaux.

En un jour, nous construisons, sur ces bases, un dossier qui tient la route. Nous nous rendons à l'ambassade de France pour y déposer notre document, afin d'obtenir une aide financière. Nous pourrions sauver tant d'enfants ! Jacques et moi, le soir, avant de dormir, nous en parlons souvent. Voilà bien la raison d'être de Douleurs sans frontières : soulager les souffrances et sauver des vies. La corrélation sous ces tropiques est flagrante. Mais il reste tellement à faire... Et il nous manque tant de moyens.

C'est simple, mais les indispensables subsides, qui nous permettraient d'agir, nous font défaut. Chaque année, nous proposons ce dossier à l'ambassade. Des enfants continuent de mourir et nous n'avons toujours pas les subventions...

La douleur la plus intense et la plus durable

Nous nous posons alors cette question : quelles sont les données actuelles du problème de la douleur des brûlés ?

Nous savons que la douleur consécutive aux lésions de brûlure est parmi les plus intenses et les plus durables. Dès les années quatre-vingt, plusieurs équipes médicales ont dénoncé les fréquentes déficiences thérapeutiques de cette douleur spécifique. D'autres études ont mis en évidence les inadéquations persistantes au niveau de la prise en charge de la douleur chez les brûlés.

Divers facteurs contribuent à cette inadéquation de la prise en charge. Tout d'abord, la recherche sur la douleur de la brûlure est complexe en raison de sa nature même. D'une part, peu d'études ont été réalisées et, de l'autre, la douleur de la brûlure est difficile à contrôler, en raison de ses caractéristiques uniques, de ses composants multiples et de son évolution dans le temps.

Le nettoyage des plaies, les changements de pansement et les traitements physiques impliquent des manipulations répétées des plages douloureuses. La douleur, parfois atroce, ainsi que l'extrême variabilité de sa sévérité et de sa perception, rendent la démarche analgésique particulièrement ardue.

À ces facteurs, s'ajoute l'augmentation rapide des besoins du patient en médicaments antidouleur, en particulier aux moments des fréquents changements de pansement. L'expérience clinique indique qu'une augmentation des doses de morphine peut être nécessaire pour maintenir le soulagement au repos ou durant les manipulations. Ce problème peut résulter d'une réduction de la résistance à la douleur due à une analgésie insuffisante. Les brûlés peuvent continuer à ressentir une douleur intense malgré l'administration d'une dose croissante d'opioïdes, car leur douleur évolue avec le temps et fait intervenir des mécanismes différents. Les lésions profondes peuvent endommager ou détruire les terminaisons nerveuses, entraînant une douleur neuropathique qui répond moins bien aux opioïdes.

Il n'empêche que les médicaments à base de morphine ont leur place dans le traitement de la douleur des brûlés. Tant que des médicaments antidouleur efficaces, sans effets secondaires indésirables, ne seront pas disponibles, les opioïdes puissants resteront la pierre angulaire de la prise en charge de la douleur chez les brûlés. La manière dont ces médicaments sont employés doit toutefois évoluer. L'une des principales causes de soulagement inadéquat de la douleur chez les brûlés est une sous-médication.

L'un des grands problèmes posés par l'administration d'opioïdes aux brûlés est le suivant : comment fournir au patient un traitement suffisant durant les soins sans conduire à une sédation excessive une fois le geste terminé ? Certains actes thérapeutiques sont susceptibles de provoquer une douleur telle qu'elle ne peut pas être supportée par un patient conscient. Une prise de médicaments pour apaiser le patient, voire une anesthésie générale, peuvent être requises dans les cas importants. Toutefois, de tels traitements impliquent la présence d'un médecin, d'un anesthésiste ou d'un autre soignant, par exemple une infirmière anesthésiste ou un auxiliaire médical spécifiquement formé. Un tel personnel spécialisé n'est pas toujours disponible dans les centres de brûlés.

La recherche actuelle suggère qu'une intervention analgésique vigoureuse précoce apparaît essentielle pour prévenir les conséquences indésirables de la douleur non contrôlée. Par exemple, le patient brûlé chez qui les changements de pansement entraînent une douleur atroce sera difficile à traiter, même avec des doses massives d'opioïdes. Une analgésie agressive et rapide se révèle déterminante pour éviter le cycle douleur, anxiété, douleur accrue, et minimiser ainsi les effets psychologiques indésirables de la douleur, fréquemment observés chez les brûlés.

Éviter la souffrance demeure un objectif prioritaire. Les conséquences du soulagement de la douleur des brûlés sur l'amélioration de la fonction immunitaire, de la cicatrisation des plaies, de l'accélération de la guérison et de l'atténuation des complications psychologiques ne sont plus à démontrer.

Voilà ce que nous savons.

Or nous sommes confrontés en Angola à une absence de prise en charge de la douleur, en particulier celle des enfants, souvent non identifiée, ainsi qu'à une absence totale de moyens thérapeutiques. De plus, il existe une méconnaissance des moyens de prise en charge et des moyens thérapeutiques, un manque aigu de médicaments et des problèmes d'hygiène majeurs.

De nombreux enfants ont besoin de soins spécialisés qui améliorent leur confort. Ce qui leur permet de reprendre ensuite une scolarité normale et de s'intégrer le mieux possible dans leur famille. Les organisations nationales et internationales travaillant dans un domaine proche fournissent des supports techniques ou financiers aux hôpitaux, et les institutions angolaises peuvent, elles aussi, bénéficier de ce domaine d'expertise.

Former des formateurs antidouleur

Nous avançons ainsi peu à peu. Grâce aux formations de DSF, adaptées aux besoins, l'ensemble des équipes médico-chirurgicales des hôpitaux de Luanda va fournir une meilleure prise en charge des patients. Des personnels référents locaux, ayant eu accès à des formations de perfectionnement, devenus progressivement formateurs, proposent des formations en langue portugaise. Les institutionnels sont également concernés. Le ministère angolais de la Santé bénéficie bientôt d'une meilleure compétence technique de ses cadres.

Jacques propose de rédiger des *Guides thérapeutiques* validés par le ministère de la Santé et le ministère de l'Éducation. Au Cambodge, au Mozambique, en Arménie, chaque fois dans la langue concernée, les recommandations proposées par DSF au sujet de la prise en charge de la douleur représentent aujourd'hui une référence aussi bien pour le ministère que pour l'ensemble du corps médical.

Enfin, nous pensons tous que l'amélioration de la qualité de la prise en charge des douleurs devrait diminuer l'angoisse et le désarroi des familles.

Quel beau programme ! Nous nous félicitons de ces premiers pas, malgré la lourde tâche qui nous reste à accomplir. Nous continuons sur notre lancée, mes compères et moi. À tour de rôle, nous prenons des notes. Le soir, dans la modeste maison qui nous sert de quartier général, nous révisons nos stratégies et nous arrosons ces débuts prometteurs...

– VI –

AU MOZAMBIQUE DÉVASTÉ

Les missions humanitaires vont nous servir grandement à mieux comprendre la douleur. À mieux appréhender aussi l'attitude du patient face à la mort.

Toute la réflexion accumulée me conduit avec mes amis à renforcer notre association humanitaire. DSF se doit d'être une ONG de pointe, une organisation qui traiterait de la douleur dans les pays du tiers monde pour mieux sensibiliser les pouvoirs publics du pays, mais aussi les nations du Nord. Là-bas, dans les pays du Sud, de nombreux patients sont abandonnés par les hommes. On oublie leur mal, on se détourne de leur douleur. Et pourtant, que de souffrances...

Mes missions en Arménie, en Angola, au Sud-Liban et en Palestine m'ont conforté dans cette idée : il est possible de soulager les souffrances de l'autre, qu'il soit africain, asiatique, sud-américain ou de quelque origine que ce soit. Le projet devient une obsession. Il s'agit d'une nouvelle étape pour la médecine humanitaire, et pour la médecine tout court. Et puis il est tellement important pour un être humain des antipodes de se voir pris en compte par un médecin qui vient de loin ! Cela touche peut-être au symbolique, mais c'est notre devoir d'homme.

Le sida : la peste du XXIe siècle

La douleur, au-delà de la maladie, c'est aussi le désespoir de ne plus être considéré comme un être humain, de ne plus être respecté, de devenir un laissé-pour-compte, comme les personnes atteintes par le virus du sida. Cette nouvelle peste envahit le monde : une nouvelle contamination toutes les six secondes, un décès toutes les trente secondes. Cette épidémie est en passe de devenir la plus terrifiante de toutes celles qui ont marqué l'histoire de l'humanité : vingt millions de morts, soixante millions à l'horizon 2020. La peste noire n'avait tué « que » vingt-cinq millions de malades !

Au Mozambique, où l'on compte quatre cent trente-trois mille orphelins du sida, l'espérance de vie est passée sous la barre des quarante ans, ce qui en fait une des plus basses du monde. L'épidémie devrait se traduire par plus de deux cent cinquante mille décès d'adultes par an, avec sept cents personnes contaminées chaque jour. Les adultes infectés sont systématiquement marginalisés : le sida reste lié à la notion de « sexe illicite ». Ce rejet des malades par la société s'étend également aux familles et aux proches qui s'occupent d'eux. Cette réaction ne peut que renforcer la tendance des patients à la dépression et à l'anxiété. La lutte contre la douleur doit s'effectuer sur ce terrain-là aussi.

À Maputo, la capitale du Mozambique, où DSF officie depuis 1995, Fernando est malade du sida. Quarante-cinq ans, marié, quatre enfants, il souffre de douleurs multiples. Elles commencent le matin et ne cessent pas, jusqu'à le réveiller la nuit. Fernando est au bout du rouleau. Les douleurs le rongent, dévorent le temps qui lui reste à vivre, et ses journées sont rythmées par les crises. Il ne parle que de ça. Je l'interroge, je lui demande de se déshabiller. Comme toujours, dans tous les pays émergents où nous sommes, c'est une surprise pour le patient. C'est à croire que l'on ne fait dévêtir les patients que dans les pays occidentaux... Mon Dieu, comme il est maigre ! Ses vêtements étaient amples, je ne m'en étais pas rendu compte. Il continue de me parler pendant qu'il retire ses habits, cela prend du temps, il se fatigue, il tousse, il a de la fièvre. Se déshabiller l'épuise, il est haletant, cherche sa respiration pour tenter de me parler. Il veut me prévenir. Je n'entends pas ce qu'il ânonne, je lui demande de répéter. Un faible souffle sort de ses lèvres, il murmure :

– Fais attention à toi quand tu m'examines...

Il a tout compris. Il sait qu'il va mourir, mais il est toujours concerné par l'autre. Quelle leçon !

L'enfant dans l'arbre

Juanito a six ans. Son unique cahier et un livre dans son sac à dos, il rentre d'une des écoles primaires de Chokwé, toujours au Mozambique. En cette année 2000, il ne parviendra pas à atteindre sa maison. D'ailleurs, elle n'existe plus, les inondations ont tout balayé en un instant. Un fleuve dévale la rue en terre battue... Juanito grimpe dans l'arbre le plus proche. L'eau monte, un mètre, un mètre cinquante, deux mètres. Tout est détruit. Sa famille, sa mère, son père, ses frères, ses sœurs, où sont-ils ? Que sont-ils devenus ? Sont-ils toujours vivants ?

Mais Juanito n'a pas le temps de s'interroger très longtemps. Il n'est pas seul dans son arbre, serpents et araignées y ont aussi cherché refuge. Le petit garçon doit se protéger de ces voisins agressifs. Il s'accroche, il ne faut pas tomber... Comme tous les habitants de cette région éloignée de la mer, le petit garçon ne sait pas nager. Il dort d'un œil, il a froid, il a peur, il est terrorisé. Il a faim et soif, et rien ne permet de dire quand l'eau se retirera.

Il reste trois jours et deux nuits avant qu'un hélicoptère le recueille et le dépose au camp de regroupement de population de Cheaqualane, qui rassemble quatre-vingt mille personnes en provenance de divers points du district. Juanito retrouvera sa mère, ses frères et sœurs, mais son père a disparu dans le torrent d'eau et de boue.

Juanito était un enfant rieur, il ne sourit plus, pleure sans raison, explose de colère pour un rien. Toutes les nuits, il fait des cauchemars, rêve qu'il est toujours dans l'arbre, que des serpents se glissent sous sa chemise, et il se réveille en sursaut trempé d'urine. Juanito est devenu un enfant qui souffre. C'est aussi cela, la douleur.

En effet, la douleur a plusieurs visages.

Elle peut être organique. Il s'agit alors de la lésion d'un organe qui fonctionne mal ou se trouve abîmé, ou d'un membre fracturé, ou encore d'une irritation ou d'une interruption d'une partie du système nerveux périphérique ou central, comme par exemple une amputation ou un zona.

Mais la douleur peut aussi être causée par un traumatisme psychique ou un événement dramatique de la vie : cataclysme, deuil d'un parent proche, séparation ou divorce, problèmes financiers, chômage...

La souffrance, ce n'est pas forcément des membres arrachés et des ventres ouverts. Dans l'horreur, il n'y a pas de limite, pas de frontière.

Les 6 600 enfants du Dr Laurent

C'est pour les enfants que le Dr Sophie Laurent, responsable de Douleurs sans frontières pour le Mozambique, a débuté un programme de prise en charge médico-psychologique qui regroupe actuellement plus de six mille six cents petits.

D'emblée, j'ai été séduit par l'incroyable volonté et l'énergie gigantesque qui émanent de Sophie.

– La douleur, je n'y connais rien, mais dans un an je saurai faire, il faut m'accorder votre confiance, m'a-t-elle dit.

Elle avait raison.

Cette petite femme sans cesse en mouvement gère quatre programmes humanitaires et deux hôpitaux ouverts en 2002 pour les patients atteints de sida. Les soins y sont assurés de façon permanente.

Avec son équipe, Sophie administre également la consultation douleur de l'hôpital central, le programme d'assistance médico-psychologique, celui de formation, le recyclage et la sensibilisation des professionnels de santé sur le thème de la prise en charge de la douleur, ainsi qu'un important programme de prévention du sida. Son équipe se compose d'environ soixante-dix personnes. Sophie se bat pour le Mozambique. Elle a des convictions. Elle passe ses journées et ses nuits sur le terrain.

Avec Sophie, Gérard Robin, pédopsychiatre français, se lance pleinement dans l'action. Car cet homme d'une grande culture, toujours en réflexion, aime aussi l'action. Dès qu'il entre dans une pièce, la tension tombe. Les enfants aiment le voir, l'entendre, et il sait prendre son temps. Il retire ses lunettes, les tient des deux mains par les branches, les pose sur ses joues sans les replier : il écoute. Il va plus loin. Il aide, il soigne. Je l'ai vu poser sa main et caresser la tête d'un enfant de trois ans infirme moteur cérébral tout en lui parlant doucement. L'enfant s'est détendu, lui a souri… lui qui ne souriait plus depuis plusieurs mois.

Gérard s'occupera plus tard, avec un groupe de psychiatres, psychologues et psychomotriciens tous plus dynamiques les uns que les autres, du programme d'assistance médico-psychologique des orphelins en Arménie et de l'ouverture d'un hôpital de jour à Gyumri, dans le Nord. Là encore, une femme remarquable, Nathalie Topakian, psychomotricienne, coordonne et organise sur place les programmes de DSF.

Ces enfants trop calmes…

Il n'y a que deux pédiatres pour tout le Mozambique et un seul service de pédiatrie. Paola, l'une des deux pédiatres du pays, parle de l'absence de douleur des enfants. Elle ne sait pas pourquoi, me confie-t-elle, mais ils n'ont pas mal. Même ceux qui ont un cancer. Ils ne crient pas, ne se plaignent pas. Donc, à l'entendre, ils n'ont pas mal !

Je la regarde, surpris. Je viens de comprendre que Paola ne sait pas évaluer l'intensité d'une douleur chez un enfant et ne peut pas la dépister. Car ces enfants ont mal.

Je lui fais remarquer que les douleurs chez l'enfant, quand elles sont intenses et insupportables, ne font pas crier. Au contraire, elles sidèrent et laissent le bambin muet. Celui qui a mal n'est pas celui qui crie, qui pleure, mais celui qui est calme. Celui qui a mal est celui qui reste indifférent à l'entourage, qui ne joue pas, qui ne mange plus, que rien n'intéresse. Oh, ces enfants trop calmes... Des spécialistes de la douleur en ont fait un film qui porte ce titre.

Je propose à Paola de me rendre dans son service. Le lendemain, nous effectuons la visite ensemble. Trois cent cinquante enfants se trouvent hospitalisés. Nous entrons dans une salle immense. Pas un bruit. Les enfants ne bougent pas. Nous nous avançons dans l'allée centrale où se répartissent de part et d'autre deux rangées de petits lits. Les enfants sont couchés. Pour la plupart d'entre eux, ils ne bougent pas. Paola dit qu'effectivement elle a entendu dire, à l'occasion d'un congrès, que ces enfants trop calmes peuvent être des enfants qui souffrent de façon intense. Elle comprend, mais n'y croit pas...

Elle nous présente alors deux enfants douloureux et nous demande de les prendre en charge. Ces deux enfants ont un cancer, et des douleurs en rapport avec leur maladie.

Bertina et Frederico sont couchés en chien de fusil, ils ont le regard figé, les sourcils froncés, les lèvres serrées, le nez pincé. Immobiles. Quand les parents viennent les voir, les petits ne réagissent pas : ils souffrent trop. L'examen clinique confirme le caractère important des douleurs. En accord avec Paola, nous entamons un traitement.

Le jour suivant, avant d'entrer dans la salle commune, dans le couloir, nous entendons des bruits... Bertina court et Frederico est caché, car il cherche à nous faire une farce. Les autres enfants sont calfeutrés dans leur lit, couchés sur le côté.

Paola est au bord des larmes. Elle était passée à côté de la douleur sans la repérer.

– EN GUISE DE CONCLUSION –

IL N'Y A PAS DE DOULEURS MÉDICALEMENT CORRECTES

Désormais la douleur n'est plus vécue comme une fatalité. Et c'est cela, la grande révolution. Si je devais résumer cette progression, je dirais que ce n'est pas tant la technique qui a évolué que les mentalités. Ce qui est fondamental. Voilà aussi le sens de notre combat, avec mes compères de Douleurs sans frontières, mais également avec tous ces confrères de différents établissements hospitaliers, tous ces médecins qui ont voulu se joindre à cette démarche, pour mieux comprendre la douleur, pour mieux la prendre en charge, pour mieux la combattre.

Notre rapport à la douleur a drastiquement changé. La médecine accepte désormais de la considérer. Avec Bernard Kouchner, avec les fondateurs de Douleurs sans frontières, avec tous les soignants qui se sont voués à soulager la souffrance, nous avons cherché à introduire une « culture antidouleur ». Cela n'a pas été simple, mais aujourd'hui cette culture existe. Elle a entraîné un changement d'attitude au sein du corps médical, elle a provoqué une nouvelle approche des professionnels de la santé.

Des tabous restent à briser

Bien sûr, d'énormes progrès sont encore à réaliser, tant dans le domaine du traitement que dans la réceptivité de cette nouvelle approche. Les centres antidouleur demeurent trop peu connus. Des tabous restent à briser. Notamment sur le plan des médicaments opioïdes, que l'on donne plutôt aux patients dont l'espérance de vie est limitée. Or la douleur peut également – et surtout – survenir sans que soit mise en jeu l'espérance de vie : ce sont les douleurs chroniques « bénignes », qui devraient d'ailleurs être identifiées sous une autre appellation. En effet, une douleur qui persiste pendant des années, voire des dizaines d'années, ne peut pas vraiment être qualifiée de « bénigne » ! Elle a des répercussions tellement importantes que toute l'existence du patient s'en trouve transformée, on l'a vu, entraînant notamment invalidité, absentéisme, chômage, licenciement, difficultés familiales, problèmes psychologiques.

Ces douleurs-là rendent la vie insupportable. Quand les thérapeutiques habituelles demeurent inefficaces, elles doivent être prises en charge dans une structure spécialisée.

Socialement, la douleur peut être tellement invalidante qu'elle interdit toute activité artisanale, professionnelle et sociale pour celui qui souffre. La souffrance peut être si intense qu'elle laisse des cicatrices indélébiles. Elle devient source d'exclusion supplémentaire et facteur d'inégalité sociale.

Certains décideurs s'imaginent que tout a été fait en matière de douleurs, puisque les soins palliatifs ont été financièrement dotés. C'est vrai pour les douleurs de fin de vie, mais rien n'a été fait pour les patients souffrant de douleurs survenues après un zona, mettant en échec tous les traitements classiques. Rien n'a été fait pour ceux qui endurent des douleurs rhumatologiques rebelles, des céphalées invalidantes, une algodystrophie survenue après une banale entorse, une sciatique récidivante après intervention, une névralgie cervico-brachiale, une douleur de paraplégie, une migraine, une névralgie du trijumeau... Ces douleurs ne sont pas moins nobles que les autres. Il n'y a pas, d'un côté, les douleurs d'en haut, celles qui font l'objet d'un plan national, et de l'autre, les douleurs d'en bas, celles qui ne mettent pas en jeu l'espérance de vie. Il n'y a pas de douleurs médicalement correctes.

Il est probable que leur prise en compte changera lorsqu'on aura réalisé une étude socio-économique comptabilisant le nombre de journées de travail perdues, de médecins généralistes consultés, de spécialistes sollicités, de médicaments prescrits, de séances de kinésithérapie accordées, d'examens complémentaires réalisés, de transports en ambulance imposés, de taux d'incapacité décrétés, de procès intentés.

Parallèlement, les médecins doivent être mieux formés, et cela dès la faculté. Avec ces questions essentielles en ligne de mire : comment être davantage à l'écoute du patient ? Comment l'aider à surmonter sa souffrance ? Comment traiter la douleur ?

Le sourire en récompense

Je demeure optimiste. Tant de choses ont déjà changé... Je m'aperçois, en fait, que tout l'état d'esprit de la société évolue. Nous avons appris ou nous sommes en train de réapprendre la mort, trop longtemps occultée. Il en ira de même avec la souffrance, cette autre mort, que l'on ne doit ni ignorer ni sous-évaluer.

Sans doute sommes-nous, nous, les sociétés occidentales, en train de dépasser un cap en refusant la banalisation de la douleur. Un mal pourtant jugé nécessaire pendant des siècles... par les non-souffrants principalement, il est vrai. Ces non-souffrants ignoraient bien souvent ce qu'était la douleur, la douleur persistante, lancinante, exponentielle. Car une douleur qui grandit, il faut le savoir, n'est pas deux fois plus importante, mais quatre, six, dix fois, si tant est que l'on puisse encore la quantifier.

La douleur a trop longtemps été perçue comme une nécessité par des *rationnels*, alors qu'elle est bien souvent *irrationnelle*, du moins dans sa perception et ses conséquences. Il est temps de changer cette vision. Et le fait de revoir le sourire sur le visage d'enfants malades me conforte dans la nécessité d'une révolution de l'antidouleur.

Quand je me rends à Phnom Penh, je revois souvent Chan. Souvenez-vous, c'était le jeune amputé de la jambe droite, celui que j'avais rencontré lors de ma première mission au Cambodge et qui souffrait au point de ne pas pouvoir supporter sa prothèse. Depuis, il a été soigné, il n'a plus mal à son membre fantôme. Il a remis sa jambe en plastique, et il est retourné travailler aux champs. Il peine parfois sous le poids du labeur, mais il effectue tout de même de nombreuses tâches agricoles. Il a retrouvé une place dans sa famille, dans son village, dans sa société. Quand il le peut, il aide lui-même les autres amputés à se remettre debout, à être droit dans leur corps et dans leur tête, il les rassure d'un sourire.

Ce sourire, j'ai l'impression qu'il contient le plus important : la force de refuser la souffrance inutile. Cette souffrance, on la cache bien souvent, alors que tant pourrait être fait, chez nous et dans les pays émergents. À condition de le vouloir, et de s'en donner les moyens.

Chan m'a confié un jour que nous lui avions offert l'essentiel : le goût de la vie. Pour moi, c'est le plus beau des compliments, le plus émouvant des cadeaux. Il s'agit de la dignité réinscrite dans un sourire.

REMERCIEMENTS

Écrire un livre est évidemment une entreprise personnelle, mais ce ne peut être que le résultat d'une aventure collective. Il faut y mettre son cœur, sa façon de raisonner, de comprendre les faits, de concevoir l'avenir. Mais c'est aussi l'aboutissement d'un projet qui réunit les femmes et les hommes qui sont sur une longueur d'onde identique et qui veulent ensemble porter ou réaliser un idéal, qui veulent que des idées généreuses puissent voir le jour. C'est beaucoup de ça, l'humanitaire, et si ce ne l'est pas ce devrait l'être. La douleur, la souffrance sont les pierres angulaires de toute aventure humaine, de toute civilisation. Aussi loin que se porte le regard, ces notions élémentaires que l'on ressent dans sa chair ou sa pensée sont toujours des réalités souvent insupportables. Les décrire, les prendre en charge, essayer de les expliquer, c'est faire comprendre à ceux qui souffrent que la médecine, la solidarité entre les hommes existent, et que ce combat est l'engagement de certains dont je suis. La médecine et l'humanitaire ne peuvent se concevoir sans aimer les êtres humains.

Ce livre n'est pas seulement le fruit de quelques mois d'écriture, c'est le résultat de plusieurs décennies de pratique de la médecine au service des autres à l'hôpital Lariboisière mais aussi dans les dispensaires de brousse, les hôpitaux de fortune, les camps de réfugiés... Ce qui veut dire que parmi tous ceux qui y ont contribué, je ne peux en remercier qu'un tout petit nombre.

Nourri de convictions par les enseignants des écoles communales primaires et secondaires de la République, puis d'un lycée de l'ancienne banlieue rouge (lycée Eugène-Delacroix de Drancy), c'est sûrement par eux que je me devais de commencer.

Ensuite vient, c'est naturel et logique, mon ami, mon maître, celui qui a été mon patron, qui m'a pris sous son aile en m'expliquant tout sans aucune réserve, simplement pour que je puisse le mettre en application et le transmettre, et qui n'a jamais cessé de m'aider : Claude Thurel. Ensemble nous avons pensé, construit et mis au point le centre de diagnostic et de traitement de la douleur de l'hôpital Lariboisière, innové en instituant un enseignement spécifique – le premier de ce type en France –, sensibilisé les médecins à la douleur en leur proposant de se réunir, de se rencontrer au sein de clubs de réflexion, de sociétés scientifiques, créé des revues spécialisées.

Toutes ces réalisations n'auraient pas vu le jour sans le soutien inconditionnel d'Antoine Durlemann, d'Ernest Echter, Bernard George, Alain Leduc, Alexandre Levante, Didier Payen de La Garanderie, Françoise Quesada, Patrice Queneau, Patrice Valleur et de l'ensemble des médecins du groupe hospitalier Lariboisière-Fernand Widal.

Je tiens à saluer le travail fantastique des soignants de l'équipe douleur de l'hôpital Lariboisière : infirmières, médecins qui sont aux premiers rangs de cet engagement. Tous les jours, dans des conditions particulièrement difficiles, ils sont auprès de ceux qui souffrent et apportent sinon un soulagement, du moins un réconfort systématique.

Catherine Evrard est une femme incroyablement efficace, qui ne compte plus les nombreuses heures qu'elle a consacrées à Douleurs sans frontières le soir après son travail. Muriel Kindelberger assure, elle, la lourde tâche du secrétariat et, bien au-delà, la liaison entre les patients et les médecins du centre antidouleur.

Je tiens également à dire combien a été capitale la détermination de certains décideurs politiques qui n'ont eu de cesse de faire passer la lutte contre la douleur comme étant une réelle priorité de santé publique, qui m'ont entendu, compris, pour certains pris dans leur équipe et qui m'ont beaucoup appris. Parmi ceux-ci : Xavier Bertrand, Philippe Douste-Blazy, Xavier Emmanuelli, Hervé Gaymard, Elisabeth Hubert, Bernard Kouchner, Lucien Neuwirth, Simone Veil.

Les projets humanitaires sont d'abord l'œuvre de ceux qui partent, mais les actions et les missions dépendent également de tous ceux qui donnent de leur temps. Merci à ceux qui ont œuvré dans l'ombre et ont apporté leur soutien pour que soient réalisés les consultations, les hôpitaux de jour, les services de soins palliatifs, les centres de prise en charge.

Comment ne pas évoquer aussi les amis du spectacle, les artistes, qui donnent bénévolement de leur immense talent pour que nous puissions continuer ?

Merci également à ceux qui nous soutiennent depuis le

début, alors que nous n'étions pas connus. Nos idées leur ont plu. Ils sont présents à tous les moments, ces journalistes qui ont permis de faire connaître notre combat et, partant, de changer les mentalités.

Enfin je souhaite remercier André Abric, Nicole Bru, Martin Bouygues, Frédérique Champavére, Alain Cordier, Michel Fontanille, Benoît Gallet, Gérard Pélisson, Rémy Sautter, Jacques Sentenac, Pierre Le Sourd, Berdj Sissérian qui ont soutenu et soutiennent encore DSF avec une grande efficacité et une grande générosité.

Olivier Weber, lui, a cru à ces idées et s'est engagé. Du fond de la cabine d'un poids lourd au nord de l'Arménie ou à Phnom Penh, Olivier connaît depuis le début l'action que je mène, il a pu voir ce que nous réalisons sur le terrain. Ce grand reporter m'a incité, le premier, à partager cette expérience de la prise en charge de la douleur acquise aussi bien dans notre pays que dans les pays du Sud. Il a pris le temps d'écouter, de questionner, de comprendre et d'aller plus loin. Merci.

Dans la dizaine de pays où nous œuvrons, un grand nombre d'amis ont permis, facilité les différents programmes. Comment ne pas penser à eux au moment de la mise sous presse ?

J'ai une pensée particulière pour mes compères de DSF : Jacques Meynadier l'homme des missions difficiles ; Philippe Poulain, celui par qui vient la réflexion ; André Muller par qui vient la formation ; Gérard Robin qui nous fait réfléchir ; Jacques Mestoudjian l'organisateur hors pair et Bernard mon frère qui a posé tôt son balluchon pour l'au-delà ; un autre Bernard a repris le flambeau, Bernard

Coulomb. Je pense encore à Michèle Robin et Émilie Zapater, qui œuvrent sans compter au siège. Une communion particulière nous unit, les grandes phrases ne sont pas nécessaires pour que nous agissions ensemble avec le même esprit, avec une façon identique de concevoir l'action.

Quant à mon épouse, Lise, elle ne m'a jamais reproché le temps et l'énergie passés hors du cocon familial, les absences plus que fréquentes, principalement celles des week-ends prolongés, les départs le vendredi soir pour Charles-de-Gaulle et les retours les lundis matin directement à l'hôpital, sans compter les vacances escamotées. S'il en avait été autrement, tout aurait été différent. Elle a assumé sans moi les soirées avec les amis, les problèmes quotidiens.

L'écriture de cet ouvrage s'est faite à la fois devant les vagues et le climat particulier du Pays basque à Saint-Jean-de-Luz, dans des chambres d'hôtel à Phnom Penh en fin de nuit, dans les maisons DSF à Erevan, Maputo, Luanda, Dakar, dans les camps de réfugiés de Kavaléka et de Mavinga ou à Gyumri au petit matin, dans les avions et surtout dans la douceur du Gâtinais, à Nanteau-sur-Lunain. Le regard de mon fils François sur l'écran de l'ordinateur portable a été le meilleur stimulant pour continuer à écrire, son frère Nicolas étant au moment de l'écriture de ces lignes en mission humanitaire au Honduras.

Quant à ma mère, cette lectrice inconditionnelle, d'une humeur, d'une volonté et d'une énergie sans égales, elle passe à travers le temps sans une ride. Son calme, sa constance, sa sérénité sont pour moi les garants d'une tranquillité qui me permet de faire ce que je fais.

Pour finir, je ne peux m'empêcher de saluer celui qui

m'a appris le don de soi, le souci des autres, le plaisir de donner et pour qui l'effort est une éthique : mon père. La valeur du travail, du mérite, il se l'appliquait à lui-même avant de l'apprendre aux autres.

*
* *

La réalisation de ce livre n'aurait pas été possible sans tous ceux qui sont partis pour Douleurs sans frontières et tous ceux qui sont, au moment présent, sur le terrain. Je leur rends hommage.

Et, bien sûr, ce livre est dédié à tous ceux qui souffrent à travers le monde, pour qu'ils sachent qu'ils peuvent être écoutés et entendus.

TABLE DES MATIÈRES

Pour ceux qui souhaiteraient en savoir plus
sur Douleurs sans frontières :
Douleurs sans frontières BP 4 – 75462 Paris cedex 10
www.douleurs-sans-frontieres.org

Direction littéraire
Huguette Maure

assistée de
Maggy Noël
et Gérald Basseporte

Mise en page PCA
44400 Rezé

Impression réalisée sur CAMERON par

CPI
Brodard & Taupin

La Flèche
pour le compte des Éditions Michel Lafon
en octobre 2007

Imprimé en France
Dépôt légal : octobre 2007
N° d'impression : 43922
ISBN 13 : 978-2-7499-0745-1
LAF 926